W0229114

Christel Deutsch

DIE KELTISCHEN URSPRÜNGE DER BACH-BLÜTEN

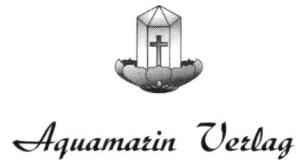

Aquamarin Verlag

Deutsche Originalausgabe
1. Auflage 2000
© Aquamarin Verlag
Voglherd 1 • D-85567 Grafing

Umschlaggestaltung: Annette Wagner
Druck: Ebner Ulm
ISBN 3-89427-147-7

INHALT

DANKSAGUNG

Sagt man mehreren Menschen Dank, möchte man das am liebsten gleichzeitig tun, denn eine Reihenfolge sollte nicht eine Abstufung des Verdienstes sein. So spreche ich an dieser Stelle den Helfern meinen Dank für die Unterstützung beim Zustandekommen des Buches in einem Atemzug aus. Mein Mann Hans Peter hat mir mit großer Geduld zur Seite gestanden, mich unermüdlich liebevoll ermutigend, wenn ich verzagen wollte. Meine Freundin Karola Kleinschmidt teilte geduldig meine Begeisterung oder hörte sich meine Klagen an. Mit ihren heilerischen Fähigkeiten hat sie mir über einige gesundheitliche Klippen hinweggeholfen. Meine Tochter Michaela hat mir wertvolle Büchertips gegeben, schwer zu Beschaffendes trotzdem besorgt und mich ausführlich über den Planeten „Chiron" aufgeklärt, was mir ihre Qualitäten als Astrologin bestätigt hat. Und mein Verleger, Dr. Peter Michel, hat mich immer wieder sanft und zugleich energisch gedrängt, das Manuskript zu diesem Buch fertig zu schreiben. Das hat verhindert, dass ich mich in den faszinierenden keltischen Mythologien träumend verloren habe und den Weg zurück zu der Aufgabe fand, nach den keltischen Ursprüngen der Bach-Blüten zu suchen.

VORWORT

Während ich jahrelang zahlreiche Quellen studiert habe, um meine Ansichten und Erfahrungen über die Wirksamkeit der Bach-Blüten zu untermauern, fand ich in Schriften, die sich mit der Mythologie der Kelten und altem druidischen Wissen befassten, soweit überliefert und zugänglich, Bäume, Sträucher und Pflanzen erwähnt, die bei dem englischen Arzt Dr. Edward Bach in seiner Blütentherapie ihren Platz gefunden hatten. Das hat mich in meiner Vermutung bestärkt, dass Bach auf der Suche nach seinen Heilmitteln in Wäldern, auf Feldern und Wiesen nichts dem Zufall überließ, wie es ihm häufig unterstellt wird. Wir dürfen nicht vergessen: Edward Bach ist Waliser gewesen und das Wissen seiner cymrischen Ahnen war mit Sicherheit tief in seiner Seele verwurzelt. Außerdem entwickelte sich Ende des 19. Jahrhunderts in England das so genannte Neo-Druidentum, welches in Logen und bestimmten Bruderschaften praktiziert wurde. Auch Edward Bach (24. 9. 1886 - 27. 11. 1936) gehörte einer Loge an. Es wird nicht berichtet, ob diese Gemeinschaft eine Verbindung von Druiden der Neuzeit war. Aber wie dem auch sei, der höchst sensitive Mensch und Arzt verstand es, mit den Pflanzen in Gottes Natur zu kommunizieren. Manche Geschichte, die er schrieb, gibt uns davon Zeugnis. Ich darf hier an „Die Geschichte von dem Eichenbaum" erinnern, die ich in meinem Buch „Auf sanften Schwingen zur Gesundheit" zitiert habe.

Die Suche nach den keltischen Ursprüngen der Bach-Blüten war ein mühsames Unterfangen, und ich kann mit dem vorliegenden Buch keinen Anspruch auf Vollständigkeit erheben. Das Wissen der keltischen Priesterinnen und der Druiden durfte niemals aufgeschrieben werden. Man war der Ansicht, das geschriebene Wort verliere an Kraft. Und, was ausschließlich in den Köpfen Auserwählter und Befugter aufbewahrt wurde, war vor Missbrauch geschützt, der lebensgefährlich sein konnte. Erst als sich das Christentum in England und Irland mehr und mehr breit machte, ordnete ein Erzdruide, vermutlich Gwydion, an, dass einiges von den uralten Weisheiten aufgeschrieben werden sollte. So hoffte er, einen Teil der Lehren rein zu erhalten, da sich christliches und druidisches Wissen durch zunächst gemeinsam gefeierte Rituale vermischten. Außerdem wurde die keltische von der christlichen Priesterschaft allmählich unterwandert. Aufkommender Fanatismus durch Kirchenfürsten uferte am Ende in eine Verfolgung aus, die den Zweck hatte, die heidnischen weisen Männer und Frauen mit ihren Bräuchen und ihrer Verehrung vieler Gottheiten auszulöschen. Dies auch deshalb, weil das Volk, das im Geheimen immer noch den alten Zeremonien anhing und bei Schwierigkeiten sich vorzugsweise an die keltischen Gottheiten hielt, andernfalls nur oberflächlich zu missionieren war. Die Druiden ließen eine Vermischung christlicher Glaubensinhalte mit den eigenen zunächst zu, um nicht verfolgt zu werden. Später büßten die meisten von ihnen ihre Überzeugungen mit dem Feuertod. Die Menschen aus jener grauen Vorzeit lebten mit Göttern und Göttinnen. Alle, Menschen und Götter, beugten sich vor der Macht der Großen Mutter, der Großen Göttin, die die Schicksale lenkte, sie belohnte und auch Strafen verhängte.

Der „Kessel der Ceridwen", dies war der Name der großen walisischen Muttergöttin, enthält einen Kräutersud, der Tag und Nacht am Brodeln gehalten werden muss. Gwion Bach, ein walisischer Junge, muss für eine Weile auf ihr Geheiß mit einem blinden Alten diesen Kessel des Lebens und der Weisheit hüten. Beim Umrühren spritzt etwas von dem Kräutergebräu auf die Hand des Knaben, das er in einem Reflex ableckt. Durch die wenigen Tropfen des Saftes aus dem Kessel der Göttin wird Gwion Bach unbegrenztes Wissen aus Vergangenheit, Gegenwart und Zukunft zuteil. Ceridwen ist erzürnt, dass der Knabe ohne ihre Erlaubnis von dem Gebräu etwas zu sich genommen hat. Obwohl er versucht, ihrem Zorn zu entfliehen, findet sie ihn, verleibt sich den Jungen ein, um ihn nach Ablauf von neun Monaten als den berühmten Dichter, Barden und Magier Taliesin zu gebären. So weit die Überlieferung.

Den Barden Taliesin hat es nachweislich gegeben, denn es ist uns das berühmte „Buch von Taliesin" aus dem 13.Jahrhundert überliefert, so wie drei Gedichte. Zur Erklärung sei noch angemerkt, dass „Barde" eine Rangstufe der Druiden, und zwar meist ein Harfner, war. Durch ihre Gesänge vermittelten sie die alten Weisheiten und manchmal auch Zeitgeschichte, sie stimmten mit ihren Hymnen Loblieder auf die Götter an. Leider sind die Texte größtenteils verschollen. Die starken magischen Kräfte zu rufen und die Jenseitswelten zu betreten, war Auserwählten vorbehalten und blieb streng gehütetes Geheimnis. Wer nämlich, wie oben erwähnt, unvorbereitet die Schwellen überschritt, kehrte häufig nicht mehr zurück, das heißt der Geist des Menschen verwirrte sich oder der unsachgemäß angewendete Zauber tötete, weil er keinen starken Schutz für die eigene Person aufbauen konnte.

Der Gwion Bach der Mythologie hat ganz sicher nichts mit dem englischen Arzt Edward Bach gemein. Dennoch hat mich die Namensgleichheit stark berührt, denn" nomen est omen". Bei der Lektüre der Lebensgeschichte von Edward Bach, wie sie uns Nora Weeks, seine Gefährtin und Mitarbeiterin vieler Jahre, erzählt, dachte ich zum ersten Mal an ihn als einen wieder geborenen Merlin unserer Zeit. Die selbstlose Liebe, mit der Bach unermüdlich, trotz eigener seelischer und körperlicher Leiden, die Suche nach seinen „good fellows of the fields" aufgenommen hatte, nötigte mir Respekt und Dankbarkeit ab. Bachs Seele trat während seiner Suche auf eine Weile in Beziehung zu den Pflanzenwesen, wie es schon die keltischen Priesterinnen und Priester taten, um etwas über deren Heilkräfte zu erfahren. So wurde er ein Wissender. Er streifte an den Ufern der Usk entlang und verfolgte dort den alten Wanderweg der Druiden von Iona zur Dracheninsel. Er überließ sich nicht zufälligen, willkürlichen Entdeckungen, sondern drang bis in die keltischen Ursprünge alten Heilwissens vor. Für sich selbst beanspruchte er keine Anerkennung, betonte er doch immer wieder, dass ihm das Auffinden seiner Heilmittel nur mit Hilfe unserer Sternenbrüder geglückt sei. Und diese „Sternenbrüder" werden seine cymrischen Ahnen gewesen sein, die ihm halfen, sich mit den Seelen der Pflanzen zu vereinen.

Die nachfolgenden Ausführungen sollen eine Verbindung herstellen von jenen mit uralten und sagenhaften Kräften gesegneten Pflanzen der Kelten zu den Heilern und Helfern aus der Natur, wie Edward Bach sie fand und wie sie in unsere Moderne passen. Versagen wir dem alten und neuen 'Merlin' Edward Bach nicht unsere Anerkennung und sammeln wir Erfahrungen mit den alten und neuen Pflanzen. Nur so lassen sich für den Menschen unserer Zeit Zweifel überwinden.

Einer der bedeutsamsten Bäume mit seinen Blüten und seiner Frucht war der Apfelbaum, öffnete sich doch dem Menschen beim Anblick eines quer durchgeschnittenen Apfels ein Verständnis für kosmische Gesetze und seine Blüten wiesen auf die Ewigkeit des Lebens hin. Das verborgene, aber nicht verlorene Avalon legt Zeugnis ab. Daher soll diese Führung zu den keltischen Ursprüngen der Bach-Blüten mit der Macht der Bäume beginnen und zwar zuerst mit der segnenden Kraft der Apfelblüte.

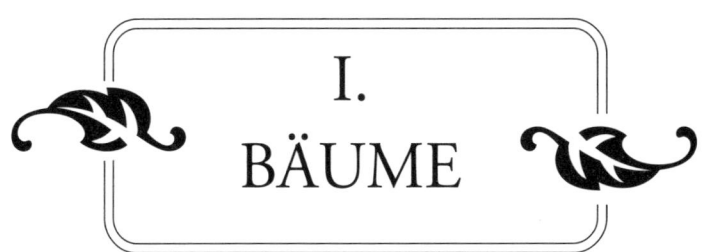

I.
BÄUME

DER APFELBAUM

(BACH-BLÜTE „CRAB APPLE")

Wo auch immer etwas über „Avalon" zu lesen ist, heißt sie auch „die Apfelinsel". In den alten keltischen Erzählungen herrscht dort über die Priste-
rinnen eine ernannte oder gewählte Hohepriesterin und „die Dame vom
See". Sie ist Königin des Kleinen Volkes und eine Fee. In manchen Legenden sind beide identisch.

Als die Christianisierung Englands und Irlands immer weiter fortschritt,
war die Gefahr groß, dass sich das geheime Wissen, welches Eingeweihte
aus Atlantis auf die Inseln gerettet hatten, nach nicht nur damaliger Überzeugung, mit den Dogmen der Christen-Priester vermischen würde. So
begann man zum einen, den Inhalt der Mysterien teilweise aufzuschreiben,
zum anderen versuchte sich die keltische Priesterschaft, hier vornehmlich
die Frauen, von den Priestern des jüdischen Gottes zu distanzieren. Das
geschah hauptsächlich aus der Sorge, dass die Rituale und anbetenden und
bannenden Gesänge ihre Kraft verlieren würden. Für die Kelten war es
wichtig, den Zutritt zur „Anderswelt" weiterhin möglich zu machen, wann
immer das notwendig war. Außerdem suchten sie im neuen Evangelium
vergebens die Verehrung der Elemente und der Natur in ihrem vielfältigen
Ausdruck. In der Natur nämlich erkannten sie die Gottheiten, insbesondere die Große Mutter. Dies war auch mit ein Grund, keine Tempel zu bauen.
Sie sagten, man könne Göttin und Gott nicht in etwas verehren, das von
Menschenhand geschaffen sei. Sie fürchteten, Göttin und Gott auf diese
Weise zu begrenzen, was einem schweren Frevel gleichkam. Statt in Gottes-
häusern, hielten sie Anrufungen und rituelle Versammlungen in heiligen
Hainen oder in Steinkreisen ab, wie sie uns zum Beispiel in Stonehenge
erhalten sind. Wer jemals dort war, kann auch in unserer Zeit noch etwas
von der starken Energie wahrnehmen, die einst Druiden und Priesterinnen
in der Ekstase weit entrückt hat. Eine Ursache mag darin liegen, dass solche

Heiligtümer auf Kraftlinien oder deren Kreuzungspunkten errichtet wurden. Die Geomantie erbringt heute den Nachweis, dass es solche Linien und Kraftfelder gibt und hebt somit zumindest dieses Wissen aus dem Sagenbereich heraus. Diese ungewöhnlichen, energiegeladenen Linien, die, wie wir heute wissen, die ganze Erde wie ein Netz umspannen und unseren Meridianen gleichkommen, sind die alten „Drachenwege" gewesen, die auch die Druiden benutzten, um von Nord nach Süd in Britannien zu gelangen. Es war ein Leichtes für die keltische Priesterschaft, sich in Trance zu versetzen und diese Kraftlinien dann als leuchtende Ströme wahrzunehmen. Auf diese Weise sammelten sie vornehmlich die Heil- und zeremoniellen Pflanzen. Es wird dies später noch detailliert dargestellt.

Besuchen wir heutzutage Glastonbury, das einst gleich neben dem Heiligtum der Priesterinnen stand, so finden wir außer Ruinen und der heiligen Quelle nur wenig, was uns an Avalon erinnert. Dieser Ort ist zum Schutz der Mysterien, zur Rettung des alten, geheimen Wissens, von der Königin des „Kleinen Volkes" aus der Zeit genommen und in die Nebel der Vergangenheit entrückt worden. Wenn die Menschen zu einem neuen, spirituellen Bewusstsein erwacht sein werden, und dies soll im Wassermann-Zeitalter geschehen, wird das Bewahrte zum Nutzen und Segen für alle zurückgegeben werden. Bis dorthin atmen wir den Duft der Apfelblüten, wie sie uns in Glastonbury und überall dort immer noch begrüßen, wo ein Apfelbaum seinen Platz hat.

Bei den Kelten waren Äpfel das Symbol der Unsterblichkeit. In den Körben und Füllhörnern der Muttergöttin, die Erde, Mensch und Tier mit Fruchtbarkeit segnete, kommen als Gabe immer Äpfel vor. Wem sie einen Apfel reichte, der wurde gestärkt oder sogar geheilt. Unter diesem Leben spendenden Aspekt konnte auch das geschehen, was Bran erlebte. Er wurde zu ungewöhnlichen Taten ermuntert. Bran, als „Rabengott" oder „Gott der Künste" sowie als göttlicher Heerführer bekannt, wird von einer Abgesandten der Anderswelt ein silberner Zweig mit kristallenen Apfelblüten überreicht. Nachdem er diese Gabe erhalten hat, erkühnt er sich zu einer gefährlichen Seefahrt und besteht dieses Abenteuer.

Nun sollte hier der Weg nicht zu weit in die keltische Mythologie führen, sondern eine Brücke geschlagen werden von der ursprünglichen Bedeutsamkeit des Apfelbaumes zu jenem Heilmittel, das Edward Bach aus den Blüten des Holzapfelbaumes, seines "Crab Apple", gewann. Es stellt sich die Frage, ob der kultivierte Baum sich grundsätzlich von der Heilkraft seiner wilden Art unterscheidet. Sicherlich weichen beide im Geschmack voneinander ab, denn die Frucht des Holzapfelbaumes ist bitter. Dennoch bereiteten Kelten und Germanen aus den kleinen Früchten des letztgenannten einen Most, wobei sie den Saft mit Honig vergoren. Es wurde auch ein Mus gekocht, das, ebenfalls mit Honig gesüßt, durchaus genießbar war. Wir dürfen auch nicht außer Acht lassen, dass die Menschen der damaligen Zeit nicht nach Zucker süchtig waren und keinen so verwöhnten Gaumen besaßen wie heute. Auch wurde aus dem Saft des Holzapfelbaumes ein Essig hergestellt, dem außer den konservierenden Eigenschaften auch jene heilenden zugeschrieben wurden, wie sie heute vom hochgelobten Apfelessig bekannt sind.

Auch im alten Persien begann man den Wildling zu kultivieren und erkannte bald seine heilende und reinigende Wirkung. Hier finden wir in der Mythologie den Apfel als Symbol der Schönheit und des ewigen Lebens.

Im Frühjahr, wenn die Apfelbäume blühten, schien Avalon in einem weißrosa Schaum zu versinken und die Luft war erfüllt von einem unbeschreiblich süßen Duft. Zahllose Bienen taumelten von Blüte zu Blüte und summten dabei ihre Frühlingshymne. Noch in der Antike galten die Bienen unter anderem als Symbol für Reinheit. Auch hier finden wir wieder einen Bezug zur Wirkweise des Bach'schen Heilmittels. So wurden Apfelblüten und Bienen zum Zeichen der jungfräulichen Priesterinnen.

Im Herbst, wenn die Äpfel reif waren, kamen Rehe, Hirsche und Wildschweine nach Avalon, um von den Früchten zu naschen. Die Priesterinnen sahen darin ein besonderes Zeichen der Zuneigung der Götter, hatte es doch mit dem Königshirsch eine besondere Bewandtnis. Die Große Mutter, wegen ihrer Fruchtbarkeit bei den indo-germanischen Stämmen zuweilen als „Wilde Sau" bezeichnet, schenkt Ruhe, Frieden und Schutz. So wurde ihr Erscheinen auf Avalon besonders gern gesehen, war man doch auf die huldvolle Neigung der Göttin in den Zeiten der kriegerischen Wirrnisse besonders angewiesen, da man hier, verborgen in einer Nische des heiligen Brunnens, das Blut Christi versteckt hatte, von dem Joseph von Arimathia vor seinem Tod der Hohepriesterin drei Tropfen in einem Gefäß anvertraut hatte. Es galt, diese Reliquie um jeden Preis vor räuberischen Zugriffen zu schützen.

Edward Bach, der in der Blüte die Vollendung einer jeden Pflanze erkannte, setzte die Essenz seines „Crab Apple" gegen Gefühle der Unreinheit und eines zwanghaften Ordnungsfanatismus ein. Alle Krankheiten, die aus Blockaden heraus entstehen, werden durch die Einnahme der Blüten-Arzneien mit der Zeit geheilt, wobei es unumgänglich ist, sich des Fehlers im eigenen Verhalten bewusst zu werden. Wie lange es dauert, die alten Muster aufzulösen, hängt nun einmal von der Bereitschaft des Leidenden ab, die Ursachen zu entdecken und sich selbst im Spiegel der Wahrheit zu betrachten. Dem eigenen Ich gegenüberzutreten, ist oft schmerzhaft, aber die Blütenessenzen sind die Freunde des Menschen. Sie werden ihn sanft in den Armen halten und geduldig helfen, seiner Vollkommenheit wieder ein Stück näher zu kommen.

Wo erkennt man noch das verborgene Geheimnis im Apfel, so wie es die Druiden gesehen haben?

Wenn Sie möchten, schneiden Sie einen Apfel quer durch. Das Kerngehäuse wird sich Ihnen als ein David-Stern darstellen, als Pentagramm oder als ein so genannter „Drudenfuß". Die keltischen Priester ritzten dieses Symbol in ihre Schuhsohlen. So brachten sie der Erde und den Orten, zu denen sie gingen, Heil und Segen. Dies geschah allerdings nur, wenn die Linie ohne Unterbrechung angebracht wurde. Musste man beim Zeichnen absetzen, kehrte man den erhofften Segen in das Gegenteil um und gab den Dämonen den Freiraum, um Unheil zu stiften Die Druiden verstanden das Pentagramm als Sinnbild der Durchdringung der sichtbaren und unsichtbaren Welten, wobei es wichtig war, dass zwei Zacken des Fünfsterns zur Erde wiesen und ein Zacken zum Himmel. Nur in dieser Anordnung konnte das Zeichen seine volle Magie entfalten. Wundert es nun, dass Avalon, die heilige Insel, wo der "Tor" den Eingeweihten den Eintritt zur Anderswelt ermöglicht, ein gepriesener Ort ist, wo in üppiger Fülle Apfelbäume stehen? Heute noch können sich Pilger an der Stelle, wo Avalon war, ehe es sich der Welt entzog, unter den alten Bäumen ausruhen und etwas von ihrer Kraft spüren, durch den "Tor" verstärkt, die aus Dunkelheit und Leid zu Reinheit und Vollkommenheit empor hebt.

Auch das Bach'sche Blütenmittel wird helfen, von einem Gefühl der Schuldhaftigkeit frei zu werden, das häufig mit der Empfindung von Beschmutzung und Unzulänglichkeit einher geht Das Versprechen des ewigen Lebens, wie die Kelten glaubten es über den Apfel von der Großen Mutter erhalten zu haben, wird Edward Bachs Heilmittel allerdings nicht einlösen. Aber das Bewusstsein einer klaren, unsterblichen Seele wird es erwecken und somit Frieden und Glück schenken.

EINIGE ALTE REZEPTUREN

Vor ihren Hochfesten, wie zum Beispiel Beltaine (wurde am Vorabend zum 1. Mai) oder Samhain (wurde am 1. November gefeiert und leitete das neue keltische Jahr ein), fasteten Priesterinnen und Priester. Das Fasten wurde durch eine körperliche und geistige Reinigung eingeleitet. Man nahm eine leichte Speise zu sich, ehe man ganz auf Nahrung verzichtete. Beliebt waren in Milch gedünstete Äpfel, die man auch Kranken reichte, die stark geschwächt waren.

Das Trinken von frisch gepresstem Apfelsaft reinigt die Nieren und den Darm, befreit gleichsam den Körper von Giften und Schlacken. Dies wiederum veredelt den Organismus und gibt dem Menschen ein frisches, blühendes Aussehen. Mit der Schale geriebene Äpfel heilen, wenn ein Durchfall quält. Dieses Mittel ist besonders für Kinder gut geeignet, weil es wohlschmeckend ist. Auch die Priesterinnen der Göttin wollten schön sein, wurden sie doch bei den heiligen Ritualen oftmals zum Gefäß der Großen Mutter. Dies galt insbesondere für die Seherinnen und die Orakel- Priesterinnen, mit deren Stimme die Göttin Fragen beantwortete, die Zukunft voraussagte und Anweisungen gab, die häufig auch das politische Geschehen betrafen. Die heiligen Frauen nutzten als Schönheitsmittel gern zerriebene, rohe Äpfel - wuchsen sie doch praktisch vor der Haustür - die als Gesichtsmaske aufgetragen wurden. Auch in den Bauerngärten und auf den Wiesen bei den Burgen gediehen Apfelbäume. Ihnen und ihrer Frucht begegnete man stets mit besonderer Achtung.

Aus den der Göttin geweihten Quellen entnahm man Wasser und vermischte es mit Apfelblüten. Auch diese Essenz galt als hervorragendes Schönheitsmittel und kann auch heute noch zur Verfügung stehen. Man sollte jedoch keine Blüten sammeln, von welcher Pflanze auch immer, die in der Nähe von Autostraßen wachsen. Diese heutige Problematik stellte für die Kelten natürlich keine Schwierigkeit dar.

DIE ZITTERPAPPEL

(BACH-BLÜTE „ASPEN")

Im Câd Goddeu, dem Gesang über „Die Schlacht der Bäume", ist eine Strophe der Zitterpappel gewidmet. Es heißt dort:

„Die ausdauernden Pappeln
Brachen oft in der Schlacht."

Wie lassen sich diese Zeilen deuten?

Im alten Britannien galt dieser Baum, wie auch bei den Griechen, als Totenbaum. Im keltischen Baumkalender markiert er die Herbst-Tagundnachtgleiche. Dies ist die Zeit, da die Sonne verbleicht und ihre Strahlen allmählich die Kraft zu wärmen verlieren. Besonders in jenen längst vergangenen Jahrhunderten sah man den kommenden Wintermonaten meist mit Sorge entgegen. Nie konnte man sicher sein, ob die angelegten Vorräte reichen würden, bis die Natur bereit war, neue Nahrung zu spenden.

Die Pappel reckt sich weit dem Himmel und dem Licht entgegen. Ihre Rinde ist glatt und silbergrau, die Blätter sind im Frühling von einem frischen, später von einem satten Grün. Auf die mit den Wesenheiten und Gesetzen der Natur stark verbundenen Kelten wirkte der Baum aus der Ferne wie eine schlanke, würdevolle Elfe in schimmernder Schönheit. Darum hatte man, wie vor allen Naturgeistern, ebenso großen Respekt vor dem Baum. Hinzu kam bei der Zitterpappel oder Espe noch ein anderes Merkmal: Die runden Blätter spielten unentwegt in jedem Lufthauch, auch wenn er so leise war, dass er dem betrachtenden Menschen entging. Es schien, als flüstere der Baum Botschaften aus der Anderswelt, und da er, wie erwähnt, die Herbst-Tagundnachtgleiche kennzeichnete und von der heranschleichenden Dunkelheit auch Ungutes zu erwarten war, fürchtete man die vom Wind überbrachten Nachrichten aus jener anderen Welt, zu der nur Eingeweihte Zutritt hatten. Die Ausdeutung der Botschaften überließ man selbstverständlich ebenfalls nur Druiden und Priesterinnen. Sie waren mit den Symbolen der hohen und niedrigen Wesen vertraut, sie allein waren in der Lage, den Sinn zu verstehen; dass man dabei, auch aus politischen Gründen, mit der Weitergabe des Wahrgenommenen nicht sehr genau umging, steht auf einem anderen Blatt.

Das Unheimliche des Baumes wurde noch verstärkt, weil man bei irischen und schottischen Stämmen aus seinem Holz Särge tischlerte. Ein genaues Maß für den Totenschrein nahmen die Handwerker mit Hilfe eines Zweiges der Espe.

Wir hören nun im „Câd Goddeu", dass der mit seinen dunklen Geheimnissen umgebene Baum häufig im Kampf zerbricht. Es mögen die vielen Toten und Verwundeten gewesen sein, die diesem Baum zu schaffen gemacht haben. Überempfindsam, wie er sich darstellt und beiden Welten gleichermaßen angehörend, wird er gezittert und sich über den ungewissen Ausgang der Schlacht geängstigt haben. Hier nun liegt der Berührungspunkt mit Edward Bach, der im Frühjahr 1935, knapp eineinhalb Jahre vor seinem Tod, die Blüten der Zitterpappel als sein „Aspen" in den Reigen seiner Heilpflanzen aufnahm. Er fühlte und wusste, dass er bald das Ziel seines Lebensweges erreicht haben würde. Im Bewusstsein, selbst innerhalb einer kurzen Spanne Zeit die Schwelle zu überschreiten, fand er neunzehn Heilpflanzen einer zweiten Serie, die seine ersten neunzehn Heiler ergänzten. Er entdeckte sie alle im Jahr 1935 in der Gegend von Sotwell, wo er auch wohnte. Im Juli 1935 schrieb Bach, für ihn bestehe kein Zweifel, dass diese neuen Heilmittel auf einer anderen Ebene wirken würden, weil er sie für spiritueller hielt. Er hatte die Überzeugung, diese Blüten-Arzneien würden helfen, das innere, höhere Selbst in jedem Menschen zu entwickeln. Im Hinblick auf sein „Aspen" meinte er, es bringe Kräfte auf die Erde, die in jeder Person vorhanden wären, ohne dass sich dessen allerdings jeder gewiss wäre.

Edward Bach gewinnt die Aspen-Essenz aus den weiblichen und männlichen Blüten der Zitterpappel, die er von verschieden Bäumen sammelt. Auch hier folgt er einem druidischen Prinzip: Niemals eine Pflanze allein ihrer Blüten zu berauben oder an einem Flecken Erde alle Kräuter pflükken, die benötigt werden, sei es als Nahrung, sei es zur Heilung von Kranken. Da er sich immer zunächst mit den Pflanzen geistig in Verbindung setzte, um etwas über ihre besonderen Kräfte zu erfahren, wird er auch gefragt haben, wie viele der Bäume, Sträucher oder Pflanzen bereit waren zu spenden.

Das Heilmittel Aspen vermag die Furcht des Geistes, die das Licht der Seele verdunkelt, zu löschen, indem sie der Persönlichkeit erlaubt, sich mit dem höheren Selbst zu verbinden. So kann uns die Gnade der Erinnerung an unsere unsterbliche Seele zuteil werden. Auch der Totenbaum der Kelten schenkte schließlich die Rückbesinnung an die Wiederkehr in ein neues Menschenleben. Der Gedanke an eine Wiedergeburt war den Kelten überaus vertraut und wurde nicht als Strafe, sondern in der Regel als neue Chance aufgefasst.

Die Aspen-Ängste, die keinen Namen haben, kannten nicht nur die Kelten, sondern Menschen aller Zeitalter können davon befallen werden. Sie alle werden durch die Einnahme des Bach'schen Heilmittels zu dem Bewusstsein gewandelt, dass hinter allem Geschehen die universelle Liebe waltet. Wer diese universelle Liebe ist, muss nicht beantwortet werden. Denn hinter den Gesichtern der Göttinnen und der Götter verbirgt sich der Große Eine.

EINIGE ALTE REZEPTUREN

Die Pappel ist mit der Weide verwandt und enthält wie diese Salicin, das eine natürliche Vorstufe der Salicylsäure, dem heutigen Aspirin, ist.

Hildegard von Bingen kochte im Mai, wenn die frischen Säfte in die Bäume gestiegen waren, eine Salbe aus der Rinde, die sie einsetzte gegen Rückenbeschwerden, Kopf-, Lenden- und Gliederschmerzen. Dass im nasskalten Britannien und Irland „wässrige Krankheiten" an der Tagesordnung sind, wird man immer wieder feststellen, wenn man die Anordnungen für die alten Mixturen und Tinkturen studiert.

In der Volksmedizin kommt noch heute bei Rheuma, Verbrennungen und Hämorrhoiden eine „Pappelsalbe" zur Anwendung. Kräuterkundige sammeln dafür im Frühjahr die recht bitteren und auch klebrigen Knospen der Espe und verkochen sie mit Schweineschmalz. Man empfiehlt Schweineschmalz, weil es von der Haut besonders gut aufgenommen wird. Trotzdem sei hier ein Warnhinweis gegeben: In der heutigen Zeit, wo Umweltgifte mehr und mehr den menschlichen Organismus belasten, nimmt die Zahl der Allergiker zu. Vielfach besteht durch ein geschwächtes Immunsystem - Ursachen gibt es eine Menge - bereits eine Allergiebereitschaft. Es genügt dann ein kleiner Anstoß, und es kommt zu Unverträglichkeitsreaktionen.

So hat die Abwehr gegen Schweinefleisch und sein Fett inzwischen stark zugenommen. Dann muss man selbstverständlich zu einer anderen Salbengrundlage greifen, zum Beispiel dem Lanolin. Aber hier wird man in der Apotheke einen fachlichen Rat erteilen. Sicher lohnt sich auch der Versuch, mit Hilfe eines Pflanzenöls und der Espenknospen ein gut verträgliches Mittel zum Einreiben herzustellen.

DIE BUCHE

(BACH-BLÜTE „BEECH")

Auch dieser Baum gehört zu den heiligen Bäumen der Kelten. Er war für sie verbunden mit uraltem Wissen, das sich den Priesterinnen und Priestern oftmals in Trance offenbarte. Sie meinten dann, sich an frühere Inkarnationen in Atlantis zu erinnern und fühlten sich von den Göttern gesegnet, weil ihnen wertvolle Offenbarungen zuteil wurden. Diese enthielten für die Priesterschaft zweifelsfrei Weisungen aus der Vergangenheit, die ihnen Schutz und eine feste Grundlage boten, die widrigen Umstände der Gegenwart unbeschadet zu bewältigen.

Die Buche ernährte mit ihren Früchten Menschen und Tiere. Die Bauern trieben ihre Schweine in die Buchenwälder, damit sie sich an den Nüssen sattfressen konnten. So waren es die Tiere und die Bauern zufrieden; die einen, weil sie nicht hungern mussten, die anderen, weil fetter Speck im Winter das dürftige Nahrungsangebot bereicherte. Diese kostenfreie Art der Schweinemast erwies sich aber am Ende als nachteilig. Wo der Samen als Futter diente, konnte es kaum neue Schösslinge geben. Das brachte ein Ungleichgewicht in die Natur, und schließlich dünnten die dichten Buchenwälder aus, verschwanden in einigen Regionen ganz. Die Priester konnten dem Raubbau kaum Einhalt gebieten, bemühten sich aber, in ihren heiligen Bezirken die Buchenhaine zu erhalten, da dort, ebenso wie in Eichenhainen, die großen keltischen Feste gefeiert wurden.

Jedoch nicht nur für die allgemeinen Feste wurden die Buchenwälder genutzt. Der Baum ist dem Gott Janus geweiht, der die Schwellen hütet. Darum benötigte man für die „Schwellenrituale" dringend einen Stab aus Buchenholz, in welchen ein Januskopf geschnitzt wurde. Dieser Gott mit den zwei Gesichtern besitzt dadurch die Fähigkeit, in zwei Richtungen gleichzeitig zu schauen. Auf diese Weise schützte er den Druiden oder die Priesterin, wenn sie durch Beschwörungen und mit Hilfe von Räucherwerk über die Schwelle schritten, um die Anderswelt zu betreten. Zu den Ritualen wurden häufig Kräuter verbrannt, deren Rauch tief eingesogen wurde, bis es dem Geist gelang, sich vom Alltagsbewusstsein zu befreien. Dieser so genannte „Schwellenrauch" bestand zu gleichen Teilen aus den Blättern der Tollkirsche, des Stechapfels und aus Hanf.

Der Hüter der Schwelle, Janos, der gleichzeitig in zwei Richtungen blickt, verdeutlicht einen Zwischenzustand, etwas, das zu einer Seite gehört und doch wieder zu einer anderen. So hat er die Möglichkeit, gleichzeitig zwei Welten anzugehören. Auch der Mensch, dem es gelang, die Schwelle zur Anderswelt zu überschreiten, blieb der Mensch seiner Zeit und Umstände, aber der Aufenthalt in der Anderswelt schenkte ihm Einblicke und auch Kräfte, Dinge zu verstehen und anders zu beurteilen. Später, nach seiner Rückkehr, nahm er vielleicht wichtige Veränderungen vor, die manchmal sogar die politischen Geschicke des Landes beeinflussten.

Der Gott Janos verspeiste mit Vorliebe Pilze. Auch hierin ist wieder das Zwiespältige zu erkennen. Seine Nahrung ist nämlich weder Pflanze noch Mineral, nimmt also eine ähnliche Sonderstellung ein, wie der Gott selbst.

Und der Baum? Er ist kein soziales Wesen. Ungern duldet er in seinem Umfeld andere Pflanzen. Nur im Frühling gönnt er für kurze Zeit den zeitigen Blümchen einen kurzen Aufenthalt zu seinen Füßen. Sobald sein Laub dicht ist, erlaubt er höchstens dem Waldmeister oder der Schattenblume für wenige Wochen einen Platz in seiner Nähe einzunehmen. Auch Tiere halten sich von ihm fern, so ist der Artenreichtum anderer Laub- oder Mischwälder dem Buchenwald fremd. Abweisend und wählerisch wirkt der graue Riese auf uns. Nur im Frühjahr wird er uns mit dem Charme seiner fein gefälteten jungen Blätter betören und wir vergessen seine abwehrende Haltung, die ihn sonst im sozialen Gefüge der Natur kennzeichnet. Und würde ein Kopf, der den Betrachter anschaut und ihm doch abgewendet ist, nicht auch heute noch auf uns abweisend, vielleicht sogar bedrohlich wirken? Auf der anderen Seite ist für uns jemand, der in zwei Richtungen schaut, sozusagen beide Seiten der Medaille betrachtet, ehe er ein Urteil fällt oder handelt, weise und gerecht. Darum ist es nicht erstaunlich, in dem Buch „Magie und Mythologie der Kelten" von Merry Hope in dem Kapitel „Baummagie" folgende Charakterisierung über die Buche zu lesen: „Von diesem Baum sagt die Überlieferung, dass er die Tugend der Toleranz vermitteln kann."

An dieses alte Wissen knüpft Edward Bach an. Er sagt über sein Heilmittel „Beech": „Es ist für diejenigen, die das Bedürfnis verspüren, in allem, was sie umgibt, vermehrt das Gute und Schöne zu erkennen. Und, obwohl vieles falsch zu sein scheint, wollen sie die Fähigkeit besitzen, das Gute im Inneren heranwachsen zu sehen. Sie streben danach, toleranter und nachsichtiger zu werden und mehr Verständnis für die unterschiedlichen Wege zu zeigen, auf denen jeder Einzelne und alle Dinge sich zu ihrer endgültigen Vollkommenheit entwickeln."

Es ist die Essenz aus den Blüten der Rotbuche, die dem Menschen zur liebenden Annahme der Sichtweise eines anderen Menschen verhilft und ihn unterstützt, um die Dinge, die er nicht verändern kann oder darf, in einem weiten Herzen aufzunehmen und in liebevoller Duldsamkeit zu wiegen. So wie sich die Buche im Frühling in ihrer ganzen Schönheit zeigt und damit ihr wahres Wesen offenbart, so ist auch der ewige Kritiker und Nörgler in Wahrheit ein Schöngeist. Zwei Gesichter hat die Buche, zwei Gesichter hat Janos, zwei Gesichter hat der Mensch, dessen Harmoniebedürfnis und Schönheitssinn so oft verletzt wurden, dass er sich von der Kraft seiner inneren, strahlenden Bilder nicht mehr tragen lassen kann. Die Druiden fanden zurück zur wahren Bedeutung des Seins, wenn sie sich für einige Zeit in die Anderswelt begaben. Der Mensch unserer Zeit wird geheilt durch die Blüten-Essenz „Beech". Er wird lernen, die Dinge auch mit den Augen des anderen zu betrachten, was ihm helfen möge, beide Sichtweisen mit einander zu versöhnen.

EINIGE ALTE REZEPTUREN

Buchenholz brennt sehr heiß. Es hinterlässt eine Asche, die kalkhaltig ist, aus der man Pottasche herstellen kann. Früher düngte man zuwilen auch mit Buchenasche die Felder, wenn der Boden ausgebeutet schien. Über viele Jahrhunderte war sie auch wichtig als Bleichmittel und zur Herstellung von Laugen. Was hätte sonst wohl auch den schneeweißen Gewändern der Priesterschaft ihre Reinheit nach dem Tragen zurückgeben können? Wunderbar wäre es, würde der Mensch heute seine Gewässer entlasten, indem er statt der scharfen Waschmittel Buchenasche verwenden würde.

In einem alten Kräuterbuch aus dem Jahre 1679 wird empfohlen, frische Buchenblätter auf eine „hitzige Geschwulst" zu legen. Diese würde dann „gespalten". Sie kühlen tatsächlich, sind sicher auch lindernd, wenn man sich einen Sonnenbrand zugezogen hat und mögen hier ein Mittel zur ersten Hilfe sein.

Im Übrigen kann man die sehr jungen Buchenblätter, die im April bis Mai gleichzeitig mit den Blüten erscheinen, auch essen. Nach den langen Wintern früherer Zeiten, besonders im Norden Europas, als man sich mit ein wenig gedörrtem Obst, geräuchertem und gepökeltem Fleisch und Fisch begnügen musste, war der Hunger nach Frischem sicher groß. Ein erster Salat aus zarten Wildkräutern, gewürzt mit den jungen Buchenblättchen - sie schmecken leicht säuerlich - galt als hochwillkommener Gruß der Frühlingsgöttin und wurde dankbar genossen.

DER KIRSCHPFLAUMENBAUM
(BACH-BLÜTE „CHERRY PLUM")

In der keltischen Mythologie steht die Kirschpflaume ganz im Zeichen der großen Weißen Göttin. Wenn wir in diesem Baum auch nur indirekt einen der heiligen und zu rituellen Zwecken benutzten erkennen, hat er doch in diesem Buch seinen berechtigten Platz.

Zunächst sei die Geschichte der „Blumenfrau" erzählt.

Im alten Wales wurde „Blodeuwedd", so hieß sie, als die „Blütengeborene" gefeiert. Lleu, einer der drei Söhne der Göttin Arianrod, wurden nach seiner Geburt, neben einem Namen und Waffen auch eine Frau verweigert. Der Göttin waren nämlich die Umstände, die zur Geburt der Söhne geführt hatten, äußerst peinlich. Sie hoffte nun, indem sie Lleu sozusagen die Standesrechte vorenthielt, könne sie sein Dasein praktisch auslöschen, ohne ihn töten zu müssen.

Gwydion, der Erzdruide, hatte Erbarmen mit dem jungen Lleu. Durch List verschaffte er ihm einen Namen und auch Waffen. Die zukünftige Gemahlin formte Gwydion aus neun unterschiedlichen Kräutern und Blüten, zu denen auch die Wildpflaume gehörte.

Die Blütengeborene liebte die Kirschpflaume besonders, öffnet sie doch ihre Knospen im sehr zeitigen Frühjahr vor allen anderen Gewächsen. So steht die Wildpflaume im Frühlingsmond, der im Zeichen Fische erscheint, bereits in voller Blüte. Diese wiederum bieten den nach langer Winterpause ausgehungerten Bienen die erste frische Nahrung. Die Herrin der weisen Frauen, Blodeuwedd, betrachtete die Bienen als ihre besonderen Günstlinge, spendeten sie ihr doch den Honig, aus dem man einen mit Bilsenkraut und anderen Pflanzen versetzten Wein braute, der stark berauschte. An dieser, den Verstand benebelnden Wirkung wird das Bilsenkraut einen entscheidenden Anteil gehabt haben. Als das homöopathische Mittel Hyoscyamus trägt es dazu bei, wichtige Funktionen des Gehirns zu verhindern.

Orakelpriesterinnen nahmen beispielsweise zu besonderen Anlässen, wenn ihre Sehergabe gefragt war, einen Trank zu sich, der, neben anderen Substanzen, auch immer Bilsenkraut enthielt. Zu den Zutaten gehörten meist auch die Tollkirsche und Beigaben von Fliegenpilz. Die Priesterinnen nahmen das hochgiftige Gebräu zu sich und verfielen schnell in Trance, die am Ende zu außerkörperlichen Wahrnehmungen führte. Es bedarf eigentlich keiner besonderen Erwähnung, dass die Orakelpriesterin nach solchen Zeremonien einige Tage sehr krank und schwach war. In der Regel starben diese Frauen auch sehr jung.

Während der Nacht des Frühlingsmondes, etwa um den 21. März herum, wurde das keltische „Alban Eiler" gefeiert und man reichte den Festteilnehmern den berauschenden Wein. Es waren dies stets Nächte zügelloser, bacchantischer Orgien. Alles, was der zivilisierte Mensch sonst ängstlich meidet und ins Unterbewusste drängt, war erlaubt, wurde freigelassen. Auch in diesen, durch sexuelle Ausschweifungen und sogar Grausamkeiten geprägten Riten ist ein Merkmal des Bilsenkrautes zu entdecken. „Zeigt ein perfektes Bild von Manie einer streitsüchtigen und obszönen Art. Tendenz zu unpassendem Verhalten und Schamlosigkeit in Handlungen." (Böricke - „Homöopathische Mittel und ihre Wirkungen")

Im Verlaufe der Christianisierung wandelt sich das Bild der „Blumenfrau". Die Weiße Göttin mit all ihren wilden, auch gewalttätigen Aspekten wird erhellt und gereinigt. Das wilde Wesen der Göttin wird gezähmt. Mit der Zeit wird sie im Bewusstsein der Menschen zur Himmelskönigin, die sich über den Mond und alles lunare Geschehen - dunkles Gebären und Empfangen - erhebt. So hofft und glaubt der Mensch am Ende, an der Hand der Himmelskönigin seinen Weg und seinen Frieden zu finden.

Edward Bach entdeckte sein Heilmittel „Cherry Plum" 1935 in einer Zeit höchster körperlicher Not. Starke Kopfschmerzen, durch eine Stirnhöhlenentzündung verursacht, peinigten ihn und raubten ihm, nach eigenen Worten, fast den Verstand. Er stürzte aus dem Haus, um in der Natur verzweifelt nach einem Heilmittel zu suchen. Plötzlich wurde er magisch von einem über und über mit Blüten übersäten Wildpflaumenbaum angezogen. Er pflückte eines der zarten weißen Blättchen, legte es sich auf die Zunge und fühlte sich fast augenblicklich besser. Es muss sich ihm damals die Weiße Göttin offenbart haben, die ihm riet, in der Kraft der Kirschpflaumen-Blüte ein weiteres seiner Heilmittel zu suchen.

Die geheimnisvolle Energie des „Cherry Plum" vermag die in Dunkelheit und Wirrungen gefangene Seele aus den Abgründen der Verzweiflung und der Todessucht emporzuziehen. Am Ende geleitet sie uns in jene Gefilde, in denen wir die unzerstörbare Göttlichkeit unseres Seins klar erkennen. Mit diesem wiedergewonnenen Wissen fällt es uns nicht schwer, uns dem Licht, aus dem wir geboren sind, erneut voller Vertrauen zu nähern.

EINIGE ALTE REZEPTUREN

Die kleinen runden Früchte sind sehr wohlschmeckend, man hüte sich aber, das innere des recht hartschaligen Kerns zu genießen. Er enthält so viel Blausäure wie die Bittermandel. Zunächst regt der Verzehr die Verdauung an, auch die Atmung vertieft sich. Es stellt sich sogar ein gewisses Wohlbefinden ein, wie beim Trinken von Mandelmilch. Die Grenze bis zum Verträglichen für unseren Organismus ist jedoch sehr eng gezogen. Nach äußersten Erregungszuständen, die mit Schweißausbrüchen und Drehschwindel einhergehen, wird das zentrale Nervensystem blockiert. Atemlähmung und der Tod treten unwiderruflich ein.

Wie alle Pflaumensorten, gilt auch die Kirschpflaume als abführend. Der Fieberkranke, der häufig an Verstopfung leidet, sollte auch einen Tee aus den getrockneten Blättern trinken, da dieser eine kühlende Wirkung zeigt.

Pflaumenblüten gelten als Stärkungsmittel. Pfarrer Kneipp fügte sie gerne seinem Abführtee hinzu. Wir haben fast alle schon erfahren, dass wir bei länger anhaltendem Durchfall Kreislaufprobleme bekommen. (Weil wir zu viel Wasser verloren haben!) Wie stark so ein Abführtee wirkt, hängt vom Individuum ab. Da kann es nicht verkehrt sein, vorbeugend Pflaumenblüten der Mischung hinzuzufügen. Warum sollte man nicht, wenn etwa der Organismus noch schlapp und müde von der Winterruhe ist, eine Blutreinigungskur mit „Cherry Plum-Blüten" unterstützen, damit man, frisch gestärkt, fröhlich dem Sommer entgegengehen kann?

DER KASTANIENBAUM -
DIE EDELKASTANIE
(BACH-BLÜTE „SWEET CHESTNUT")

Im keltischen Baumkalender wird der Kastanie eine Zeit vom 15. Mai bis 24. Mai und vom 12. bis 21. November eingeräumt. Nun müsste man sich zwischen der Ross- und der Edelkastanie entscheiden. Da die Rosskastanie aber zu einem früheren Zeitpunkt blüht und in den alten indogermanischen Sprachen das Wort „Ross" die Bedeutung von „falsch, unecht" hat, werden wir uns hier für die Edelkastanie entscheiden. Sie lässt sich Zeit, ihre Blüten hervorzubringen Bei diesem Baum sind die weiblichen von den männlichen Blüten kaum zu unterscheiden. Eine Abweichung gibt es allerdings bei den Früchten: Rosskastanien sind sehr bitter und schmecken nur den Tieren. Die Maronen aber, zwar nicht so gefällig im Aussehen, munden dem Menschen vorzüglich. Sie sind eine köstliche Speise und werden bei Hildegard von Bingen unter anderem als hervorragendes Stärkungsmittel gelobt. Auch im Holz bieten die Bäume einen Unterschied. Möbel aus dem Holz der Edelkastanie sind denen aus Eichenholz täuschend ähnlich. Aber die Edelkastanie gedeiht nur im milden Klima, benötigt sie doch einen Boden, der nicht zu feucht und nicht zu trocken ist. Findet er diese Voraussetzungen, bildet er lichtdurchlässige Haine, die bei den Kelten ein bevorzugter Ort für priesterliche Gebete und Weihungen waren, wie wir bereits gehört haben. Die Rosskastanie dagegen ist ein Schattenbaum. Bedingungen, wie sie in südlichen, sehr warmen Ländern herrschen, liebt er nicht. Unter seinem dichten Blätterdach ist es allerdings, auch bei höheren Temperaturen, angenehm kühl und fast dämmrig.

In der „Magie der Bäume" sind beide Kastanienarten erwähnt. Über die Heilkraft der Rosskastanie heißt es: „Kastanienbaum - hilft Ängste und Sorgen zu überwinden.

Esskastanie - vertreibt chronischen Kummer."

Im Câd Goddeu, der „Schlacht der Bäume", findet sich kein Hinweis auf die Kastanie. Eine Verszeile jedoch regt zu Überlegungen an:

„Etliche wurden verworfen
Auf dem Feld der Schlacht
Wegen der Lücken, die ihnen schlug
Des Feindes große Macht."

Vielleicht gehörten die Kastanienbäume zu jenen, die „verworfen" wurden. Aber das muss eine Vermutung bleiben.

Edward Bach hat seine Essenz der Rosskastanienknospe und -blüte sicher auf dem Hintergrund keltischer und anderer indo-germanischer Mythologien gewählt. Zur Erinnerung sei auf die entsprechenden Kapitel in meinem Buch „Auf sanften Schwingen zur Gesundheit" hingewiesen. Auch die Aussage, die in der Baummagie getroffen wird, deckt sich mit der Wirkung der Blütenmittel „Chestnut Bud" (Rosskastanienknospe) und „White Chestnut" (Blüte der Rosskastanie). Das Stichwort „chronischer Kummer" für die Edelkastanie findet seine Entsprechung im „Sweet Chestnut" (Blüte der Edelkastanie). Dieser chronische Kummer wird sich früher besonders häufig auf den stets befürchteten Nahrungsmangel bezogen haben, der die Völker nicht nur der alten Zeiten bedrohte. Auch lange Krankenlager waren damals durchaus keine Seltenheit. Daraus ergaben sich zunächst Ängste, die in Hoffnungslosigkeit ausuferten, sofern keine Rettung in Sicht war. Negative Erwartungshaltungen konnten sich dermaßen verstärken, dass man sich dem Übel schließlich ergab. Kennzeichnend für den Menschen im negativen, das heißt blockierten Sweet-Chestnut-Zustand sind Kümmernisse, die am Ende solche Auswüchse annehmen können, dass der Mensch jedes Walten gütiger Mächte vergisst und sich, ohne Trost überhaupt zu suchen, geschweige denn anzunehmen, dunklen Kräften ausliefert.

Der Bauer sorgte sich um die Frucht seiner Felder, um den Fortbestand seiner Herden, um das Wohlergehen seiner Familie und seines Gesindes. Dazu konnte es geschehen, dass die Angst, seinem Landesherrn nicht den geforderten Tribut zollen zu können, den Untertan regelrecht in Verzweiflung trieb. Solch chronischer Kummer - schlechte Zeiten durch Missernten und Kriege konnten jahrelang anhalten - bringt es mit sich, irgendwann in Stumpfheit und Erstarrung zu fallen, ein Selbstschutz, damit die seelischen Qualen das Bewusstsein nicht mehr erreichen. Die Heilessenz „Sweet Chestnut" von Edward Bach, die aus der Blüte der Edelkastanie gewonnen wird, erwärmt und belebt den unempfindsam gewordenen Geist. Frieden und ein Gefühl in den Armen der Großen Mutter geborgen zu sein, wird dem leidenden Menschen geschenkt werden. Nicht nur in jenen alten Zeiten sollte der Baum mit seinen gelblich-weißen Staubblüten und den grünlichen Stempelblüten als ein liebevoller, Vertrauen spendender Gruß der Großen Göttin gelten. Ein paar Tropfen des Blütenmittels lassen den Menschen von Kälte und Verzweiflung genesen.

EINIGE ALTE REZEPTUREN

Obwohl die Heilkraft der Edelkastanie bereits im Altertum bekannt war, wird man heute wohl am fündigsten, wenn man sich in die Heilungsgeheimnisse der Hildegard von Bingen vertieft. Sie erklärt, dass der ganze Baum der Edelkastanie voller Gesundheit stecke. Seine Früchte sind stärkehaltig und spenden neben pflanzlichem Eiweiß hochwertige Kohlehydrate. Das machte die Marone, bevor im 17.Jahrhundert die weit weniger gesunde Kartoffel eingeführt wurde, zu einem wichtigen Volksnahrungsmittel, das sich auch gut konservieren ließ.

Die rohen Kastanien werden von der großen Ärztin als Herzmittel empfohlen. So der Kranke sie isst, gelangt er zu Kraft und Frohsinn. Dr.med. Gottfried Hertzka, einer der besten Kenner der Hildegard-Medizin, empfiehlt sie sogar als Mittel, wenn die Herzinnenhaut durch Entzündungen oder Narben nach einem Herzinfarkt geschädigt ist.

Auch als Lebermittel wird die Marone gelobt. „Wenn die Leber schmerzt, zerstoße oft die Kerne und lege sie in Honig. Esse sie täglich und deine Leber wird geheilt." Dr. Hertzka stellte fest, dass sich Leberwerte bei Patienten unter dieser Anwendung wieder normalisierten.

Die Milz, als Entgiftungsorgan wie die Leber angesprochen, wird in die Hildegard-Therapie mit einbezogen. Hier allerdings rät sie, die Kerne im Feuer zu rösten, da eine geschwächte Milz keine Rohkost verträgt. Diese im Feuer gegarten Maronen esse man dann lauwarm. So genossen, helfen sie, die Milz zu durchbluten, was ihr zur Gesundheit verhelfe.

Aus der Fülle der Hinweise sei ein letzter herausgegriffen: Im Frühling und Herbst haben Magengeschwüre ihre Hochsaison, meint Hildegard von Bingen. Hier bewährt sich ein Maroni-Brei. Dazu koche man drei bis fünf Früchte lange in etwas Wasser, zerkleinere sie zu Brei und mische dann mit drei Esslöffel Dinkel- oder Semmelmehl. Wiederum Wasser hinzufügen, damit ein Brei entsteht. Weiterhin gebe man einen gehäuften Esslöffel Süßholzpulver und einen gestrichenen Esslöffel Engelsüßwurzelpulver dazu. (Die Apotheken haben diese Pulver oder können sie besorgen.) Alles kocht man nochmals, bis ein geschmeidiges Mus entstanden ist. Der Brei reinigt den Magen, wärmt und kräftigt ihn.

DIE ULME

(BACH-BLÜTE „ELM")

Das Fest in der großen Halle der Burg ist leiser geworden. Die Menschen haben gegessen, Bier und Wein getrunken, aber die Herrin hat geachtet, dass sich keiner der Männer dem Rausch hingibt. Und nun sitzt der Barde an dem Kamin, der fast die gesamte Stirnseite des Saales einnimmt. Das große Feuer wirft flackernde Schatten, die sich zu geheimnisvollen Gestalten verdichten und wieder auflösen. Die Gespräche verstummen, das Gelächter verebbt, und nach den ersten Tönen, die der Harfner seinem kostbaren Instrument entlockt, wird es still. Vom jüngsten Knappen bis zum König, von der Kammerzofe bis zu der hohen Frau, lauschen alle dem Gesang, auch wenn sie die Geschichte schon viele Male gehört haben. Es ist das „Câd Goddeu". Als die volle, dunkle Stimme des Barden diese Strophe durch den großen Raum trägt:

„Sehr zornig war der Weinstock,

Dessen Helfer die Ulmen sind,

Ich preise sie vorzüglich,

Den Herrschern der Reiche",

da zieht über manches Antlitz ein Lächeln. Ist jetzt nicht gerade die Zeit der Ulme, die Tage zwischen dem 12. bis zum 24. Januar? Und obwohl die zweite Ulmen-Zeit, vom 15. bis 25. Juli, noch fern ist, so grüßt und blitzt der Sommer doch schon mit der Gewissheit, dass er kommen wird. Der Barde singt seine Lieder, und seine Hörer versenken sich in das Wesen der Ulme.

Zweifelsfrei gehört sie zu den heiligen Bäumen. Wälder bildet sie nicht, aber sie steht gern in Gruppen. Manchmal gesellen sie sich auch zu lichtvollen Hainen. In ihnen darf man dann die Götter verehren. Oftmals bedarf es nicht einmal eines Altars, um deren Anwesenheit herabzurufen. Sakraler Bauten, wie die Römer und Griechen sie errichtet hatten, bedurften die Kelten nicht. Alles, was ist, wurde von den Göttern, von dem Großen Einen, geschaffen. Alles ist das Große Eine! Wie kann man begrenzen, was Alles ist? In von Menschenhand Geschaffenem kann die Göttin, kann Gott nicht sein.

Ulmen-Tage waren für die Kelten Tage der guten Gesinnung. In der Kälte harter Wintertage, und sie konnte sich erbarmungslos auf die Menschen auswirken, wenn die eisigen Wochen anhielten und das Brennmaterial knapp wurde, war es allemal besser, den Frieden zu wahren und dem Mitmenschen Freund zu sein.

Im Juli, in der zweiten Periode der Ulmen-Zeit, herrschen Fülle und Wärme in der Natur. Bald gilt es, die Ernte einzubringen. Wer möchte leugnen, dass in jenen Tagen und vielleicht Wochen Freude und Dank in den Herzen der Menschen Streitlust und Hader verdrängen? Gewiss hat man auch der Tatsache ins Auge gesehen, dass die Tage bereits wieder kürzer wurden. Aber die regelmäßige Zu- und Abnahme des Lichtes, wie es die „Ulmen-Tage" darstellen, wurde als Zeichen maßvollen Ausgleichs gewertet. Man begriff auch, dass selbst dunkelste Zeiten bewältigt werden können, wenn man den Blick für besseres Kommendes nicht verliert.

Ulmen ertragen viel. Durch die Jahrhunderte sind immer wieder ihre Arten durch Schädlingsbefall vom Aussterben bedroht gewesen. Aber jedes Mal war es, als versammelte der Baum noch einmal seine schwindenden Kräfte. Er erholte sich wieder und starb nicht aus. Auf ein Neues stellte er sich seinen Aufgaben und Verpflichtungen. Dazu gehörte zum Beispiel in alten Zeiten, dem Drechsler und Wagenbauer zu dienen. Schreiner stellten aus dem Holz mit der feinen Maserung schöne Möbel her; und auch beim Schiffsbau machte man sich das dauerhafte Holz zu Nutze.

Vielleicht würden wir heute, in unserem oft recht salopp Sprachgebrauch, die Ulme als ein „Stehaufmännchen" bezeichnen. Wie das Licht, das sich jedes Jahr Tag um Tag gemächlich zurückzieht, um dann, nach einer längsten, dunklen Nacht unbeirrbar wieder zurückzukehren, so beharrlich hält die Ulme ihren Platz auf unserem Planeten, und ihr Wesen vermittelt viel von ihrer Beständigkeit.

Im Heilmittel „Elm", das Edward Bach aus der englischen Ulme (Ulmus procera) gewonnen hat, finden wir alle Eigenschaften der Ulme wieder, wie etwa ihr Durchhaltevermögen, mit dem sie unverdrossen ihren Daseinszyklus lebt. Bevor Bach diesen Heiler berief, war er selbst in einem Zustand, wo er jeden Morgen meinte, den täglichen Pflichten, die sich als anscheinend unüberwindbares Hindernis vor ihm auftürmten, nicht gewachsen zu sein. Solche Stunden persönlicher Not waren ihm aber auch immer ein Signal, dass er sich auf den Weg machen musste, einen neuen Heiler zu suchen.

Nachdem sich Bach der Ulme geöffnet und sie ihm das Geheimnis ihrer Heilkraft wieder in Erinnerung gebracht hatte, gewann er aus den Blüten seine Essenz „Elm". Die harmonisierende Erfahrung - die Ulme ist ja im Besonderen ein Baum des Ausgleichs und der Stärkung - beschrieb er mit den Worten: „Das Leben fordert von uns keine unvorstellbaren Opfer. Es verlangt von uns, unsere Lebensreise mit Freude im Herzen zu machen und ein Segen für unsere Mitmenschen zu sein, so dass wir die Welt nach unserem Besuch auf ihr gerade ein bisschen besser zurücklassen, in dem Maße, wie wir unsere Aufgabe gemeistert haben."

EINIGE ALTE REZEPTUREN

Dioskorides, der bekannte griechische Arzt, war besonders angetan von der Wirkung der Ulmenrinde auf einen Darmkatarrh. Es sind die erheblichen Mengen an Schleimstoffen, die in der Rinde vorhanden sind, die hier ihre wohltuende Wirkung entfalten. Pulverisiert, überbrüht und als Tee getrunken, hat das Gebräu eine den Darm schonende und zugleich entwässernde Wirkung. Nicholas Culpeper, der Londoner Kräuterarzt (1616-1654), behauptete sogar, eine Ulmenwurzelrinden-Abkochung würde Tumore bis zum völligen Verschwinden schrumpfen lassen.

Die in der Rinde enthaltenen Gerbstoffe lassen sie auch als Mittel bei Hautleiden angezeigt sein. Dazu gehören Ekzeme, Schuppenflechte und

Neurodermitis. Mit dem Aufguss nimmt man auch Waschungen vor oder legt feuchte Umschläge auf.

Das homöopathische Mittel „Ulmus" ist ein Mittel der Wahl bei rheumatischen Gliederschmerzen. Es kann auch dienlich sein, wenn Hände und Füße vom so genannten Gefühl des „Ameisenlaufens" befallen sind. Bevor man jedoch zu einem homöopathischen Mittel greift, lasse man sich von einem Fachmann beraten. Die richtige Potenz und Dosierung machen die Heilkraft aus.

DIE STECHPALME

(BACH-BLÜTE „HOLLY")

Der altenglische Name dieses Baumes ist „holm". Wir finden die Bezeichnung manchmal an Ortsnamen in Deutschland oder in Skandinavien (z.B. Stockholm). Was es damit für eine Bewandtnis hat, wird später erläutert. Dieses Gewächs, das auch als Gesträuch auftreten kann, war das hochheilige „Hülsenholz" der Druiden.

Unter den Strophen des „Liedes von Amergin", das einst einer der großen Barden sang, als er an Irlands Küste landete, heißt es in einem Vers: „Ich bin ein kriegserfahrener Speer."

Wir wissen, Speerschäfte wurden damals mit Vorliebe aus dem Holz der Stechpalme gefertigt, die übrigens erst seit dem 16.Jahrhundert unter dem Einfluss kirchlicher Legenden diesen Namen erhielt.

Der Baum erfreut uns mit einem harten, feinfaserigen Holz, das dem drechselnden Handwerker gefällig für seine Arbeiten war.

Bei den Kelten schmückte man um die Wintersonnenwende die Häuser mit Efeu, Mistel und Zweigen des Hülsenholzes. Der Winterkönig, der als Begleiter der Großen Göttin das „Grün" als Zeichen immer wiederkehrenden Lebens durch die fast lichtlose Jahreszeit hindurch rettete, trug während der Zeremonie zur Stunde der Sonnenwende eine Krone aus Stechpalmenblättern.

Im Jahreskreis der Kelten stand dem Winterkönig, dem „Grünen Mann", der Eichenkönig gegenüber. In einer großen Zeremonie, in den Tagen um die Wintersonnenwende, wurde der Sommerkönig mit einem Speer, dessen Schaft aus dem heiligen Hülsenholz gefertigt war, rituell getötet. Danach übernahm der Winterkönig sein Amt und zugleich auch dessen mit Efeuranken geschmückte Geliebte, eine Priesterin, die im rituellen Spiel die Große Göttin personifizierte. Wenn dann nach einem halben Jahr die Zeit gekommen war, dass der Eichenkönig, sprich Sommerkönig, wieder die Herrschaft übernehmen sollte, wurde seinerseits der „Grüne Mann" rituell getötet. So stand immer am Beginn eines neuen Lichtzyklus ein Königsopfer.

Obwohl das Efeu mit Heileigenschaften für unterschiedliche Krankheiten gesegnet ist, besonders bei Erkrankungen der Bronchien bis hin zu Asthma, und seit der Antike als Medizin geschätzt wird, hat Edward Bach es übergangen. Weshalb, lässt sich nicht beantworten. Trotzdem sei hier kurz auf die Pflanze eingegangen.

Das Efeu wächst und blüht, gleich welche Bedingungen es vorfindet. Ihm kommt es nicht auf Bodenbeschaffenheit, Helligkeit oder Finsternis an. Selbst eingemauert zwingt es sich durch kleinste Spalten dem Licht entgegen. Sonnenstrahlen und Himmelsbläue sind das Lebenselement dieser Pflanze. Licht und das Himmelsgewölbe werden auch - unter anderem - von der Großen Göttin verkörpert, von der die Menschen wussten oder hofften, dass sie sich immer und überall mit ihren Kräften durchsetzen konnte, wenn es ihrem Willen entsprach.

Kehren wir zum heiligen Hülsenholz der Druiden zurück. Die Härte des Holzes sowie die roten Beeren des Baumes lassen auf seinen marshaften Charakter schließen. Dieser findet auch in der Tatsache Ausdruck, dass sein Holz zur Herstellung von Waffen Verwendung fand. Die roten Beeren versinnbildlichen das Blut, welches Leben und Kraft bedeutet.

Im Baum-Alphabet steht die Stechpalme, trotz ihrer kriegerischen Eigenschaften, für Menschlichkeit. Sie ist auch die Symbolpflanze für Sir Tristram, der einer der Ritter der Tafelrunde von König Artus war. In der walisischen Sage ist die Figur des Tristram von übernatürlichen, eher schwermütigen Zügen geprägt. Wunden, die er im Kampf dem Gegner zufügt, schließen sich nie mehr. Wer ihm jedoch eine blutende Verletzung verursacht, der muss sterben. Dies Geheimnis hat seine Ursache in der hohen Abkunft des Ritters, der aus Lyonesse stammte. Es waren dies Länder, die einst vor der Küste Cornwalls lagen, bis sie im Meer untergingen. Wer von dieser Sage hört, dem fließen Erinnerungen an Atlantis zu.

Tristram vertritt in seiner Person Menschlichkeit. Und so wird nicht er es gewesen sein, der ihm angetane Wunden gerächt hat. Dieser Prinz aus altem atlantischen Geblüt wurde wohl von den Göttern der alten Zeiten geschützt, die Vergeltung übten, wenn heiliges Blut vergossen wurde. Auch in Tristrams Liebe zu Isolde findet sich ein Zwiespalt zwischen Menschlichkeit und dem Walten übernatürlicher, auch dämonischer Mächte. Ein Liebestrank hat ihm so weit die Sinne verwirrt, dass er unwiderruflich an Isolde gebunden ist, welche als Gemahlin König Markes für ihn unantastbar sein sollte. Erst im Tod werden Isolde und Tristram (Tristan) von den unseligen Verstrickungen frei.

Bevor Orakel-Priesterinnen sich dem Ritual unterzogen, mussten sie nicht nur einige Zeit vorher fasten, sondern sich auch täglich reinigenden Bädern in heiligen Quellen unterziehen. Die Reinigung des Leibes wurde auf die inneren Organe ausgedehnt, um den Geist zu beleben. Böse Geister oder die Stimmen der Ahnen durften nicht durch die Priesterinnen sprechen, mussten ausgeschlossen werden. Das Orakel war Kanal, und einzig die Göttin oder der Gott sollten durch ihn die Stimme erheben. In der Vorbereitung auf die Ausübung dieses hohen und verantwortungsvollen Amtes reichte man den Seherinnen und Sehern einen Tee aus den Blättern des Hülsenholzes, dem auch einige Beeren beigemengt waren. Unter der Wirkung dieses Suds kam es zu Durchfall und sogar zu Erbrechen. Auf diese Weise wurde der Leib auch innerlich von allem Unrat gesäubert. Erst danach, kurz vor Beginn der Feierlichkeiten, im Angesicht der wartenden Menge und der Druiden, die den Orakelspruch wegen ihrer politischen Ämter oft begierig erwarteten, setzte das Orakel die Schale mit dem Trank an die Lippen. Das Gefäß musste, wegen des sehr bitteren Geschmacks des Gebräus, in einem Zug geleert werden, wollte sich die Priesterin oder der ausgewählte Druide nicht vor allen Menschen erbrechen. Dem giftigen Gemisch aus mehreren halluzinogenen Drogen, darunter Tollkirsche, Bilsenkraut und Zugaben von Fliegenpilz, waren noch andere Pilzarten mit ähnlicher Wirkung zugesetzt. Dass fast alle diese ausgewählten Orakel in ihrem Dienst durch die immer wiederholten Vergiftungen früh starben, so sie nicht um Sorge für ihr Leben von ihren Pflichten befreit wurden, ist schon erwähnt worden. Aber eine gute Seherin und ein guter Seher, denen die Götter bereitwillig ihre Stimme liehen, waren selten. Die Ausbildung dauerte viele Jahre, und manchmal beriefen die Götter ein Orakel aus dem Leben ab, ehe das nächste für diese Aufgabe bereit war.

Talisien, der berühmteste Barde Britanniens, besang selbstverständlich auch das heilige Hülsenholz. Dies war die preisende Strophe im Câd Goddeu:

„Die Stechhülse dunkelgrün

Hielt entschlossen stand

Sie ist bewaffnet mit vielen Speerspitzen,

Die verwunden die Hand."

So werden Orts- und Städtenamen, verbunden mit der Silbe „holm", besagen, dass ihre Bewohner sich einst tapfer gegen Feinde verteidigt haben. In ihrem grünen Laubkleid symbolisiert die Stechpalme, gerade zur dunkelsten Jahreszeit, die Hoffnung auf die im Frühjahr zurückkehrende Sonne. Hierin steht sie der Tanne als Weihnachtsbaum nahe, der allerdings erst im 16. Jahrhundert in die Wohnungen der Menschen Einzug hielt. „Tinne" und „Tanne" in des Wortes ursprünglicher Bedeutung heißt „heiliger Baum" und war und ist ein Symbol der Hoffnung auf die erneute Belebung der Natur.

Plinius (geb. 23/24, gest. 79 n. Chr.) schrieb der Pflanze Zauberkräfte zu. Unter anderem behauptete er, eine Stechpalme, im Geviert eines Gehöftes gepflanzt, bewahre die Bewohner und das dort lebende Vieh vor tückischen Giften, vor Fremdeinwirkungen durch Magie und vor Blitzschlag. Stechpalmen oder Tannen in der Nähe von menschlichen Siedlungen mögen ebenfalls durch das Anhängsel „holm" im Namen bezeichnet worden sein.

Während meiner Studien zu diesem Buch fand ich heraus, dass Plinius ein hervorragender Kenner keltischer Pflanzen war, sowohl was den rituellen als auch was den heilenden Gebrauch anbelangt. Er durfte als Römer aufschreiben, was den Druiden und Kräutermeisterinnen nur mündlich weiterzugeben erlaubt war. Leider sind diese Rezepte und Erfahrungen über das alte Kräuterwissen des Plinius bisher nicht vollständig in Übersetzungen vorhanden. Meines Wissens ist das Werk in alter gälischer Sprache verfasst. Es wäre wahrlich eine lohnende Aufgabe für einen Doktoranden, sich dieses Nachlasses anzunehmen. Wenn auch einiges von dem, was dort geschrieben steht, dem modernen Menschen absonderlich vorkommen würde, etwa was an Ratschlägen und Mixturen angeboten wird, so könnte doch, wer offen ist, hinter dem Schleier die in Mythologien verborgene Wahrheit erkennen und wertvolle Hinweise für seine Gesundheit daraus herleiten.

In Wales, so berichtet Wolf-Dieter Storl, bedeutet das Überreichen eines Stechpalmenzweiges: "Ich freue mich, dass du dich wieder in bester Gesundheit befindest." Und hier entdecken wir die Aussage des Blütenmittels „Holly", wie Edward Bach, der walisische Arzt, es eingeschätzt hat. Das Seelenwesen der Pflanze neigt sich uns zu und hilft uns, wieder „ganz" zu werden. Holistisch betrachtet heißt das, die Ganzheit, das Heilsein, von Körper, Geist und Seele wiederzuerlangen. All das Dunkle, wie Neid, Hass, Eifersucht und Rachsucht, die zerstörerischen Gifte in den Menschenherzen, werden aufgelöst durch die Blüten-Essenz „Holly". Die in ihrer Reinheit erstrahlende Seele kann erneut eine Verbindung zum Höheren Selbst knüpfen, wie es einst Druiden und Priesterinnen konnten, nachdem sie sich einer organischen Reinigung mit Hilfe eines Tees aus Stechpalmenblättern und Beeren unterzogen hatten. Ein von Schlacken und Giften befreiter Körper hat während dieser Reinigungsprozedur auch seinen Geist geläutert. (Wer schon einmal einige Zeit gefastet hat, wird diese Erfahrung ebenfalls gemacht haben und beglückt gewesen sein, in welche Bereiche sich ein befreiter Geist emporschwingen kann.

Die Blüten-Essenz „Holly" ist das Heilmittel von Bach mit dem innigsten Bezug zur Liebe. Die Arznei wird das Liebespotenzial, das in jedem Menschen vorhanden ist, wieder lebendig machen - und diese Liebesenergie ist ein Zeichen unserer Göttlichkeit.

Schon bei den Kelten, angewendet zu heiligen Handlungen, lenkte die Pflanze den Menschen ins Licht. Edward Bach wusste dies, und er wusste auch, dass niedere Gefühle und Instinkte geläutert werden müssen, damit die Rechtschaffenheit der Gesellschaft zurückkehrt und dann nicht mehr bedroht ist.

In alten Apotheken waren früher die Blätter der Stechpalme ein anerkanntes Heilmittel. Ein aus ihnen hergestellter Tee half bei fieberhaften Erkältungen, Gicht und Rheuma. Seine Inhaltsstoffe sind schweiß- und harntreibend. Dieses alte Hausmittel ist vielfach gut geeignet, den Kranken von Körpergiften zu befreien, die seine Genesung behindern. Culpeper, der Londoner Kräuterarzt, war verwegen genug, Umschläge aus zerkleinerten Blättern und zerstoßener Rinde der Stechpalme bei Knochenbrüchen anzuwenden. Es ist vorstellbar, dass durch diese Kompressen Hitze und Schmerz aus der verletzten Körperstelle gezogen wurde. Wir haben heute bei Frakturen sicher andere und wirksamere Linderungsmöglichkeiten.

Einen gewagten Rat erteilte Culpeper, wenn er Frauen, die unter starken Monatsblutungen litten, empfahl, zwölf Beeren der Stechpalme in getrocknetem und pulverisiertem Zustand auf nüchternen Magen einzunehmen. Hiervor sei ausdrücklich gewarnt! Die Beeren sind giftig!

Beeren und Blätter zusammen, als Tee getrunken, verursachen einen schlimmen Durchfall. Die keltischen Kräuterkundigen kannten allerdings das genaue Verhältnis der Mischung, wenn sie in Vorbereitung auf die priesterliche Ausübung eines Amtes diese besondere Reinigung herbeiführen mussten. Selbstverständlich wurde ein solcher „Abführtee" auch in der normalen Krankenpflege genutzt, wo er denn angezeigt war.

Die nur noch geringe Verwendung lässt darauf schließen, dass sich das Mittel aus der allgemeinen Anwendung, auch aus der Volksmedizin, verabschiedet hat. Aber als Heilmittel von Edward Bach, das die verdunkelten Herzen der Menschen zu allumfassender Liebe erlöst, wird es weiterhin seine segensreiche Wirkung ausüben.

DIE HAGEBUCHE
(BACH-BLÜTE „HORNBEAM")

Als Dienenden erkannten und schätzten die Kelten diesen Baum. Sein Holz gilt als eisenhart. In der sehr frühen Zeit, als das seherische, priesterliche, atlantische Bewusstsein allmählich versank, machte man sich die Fähigkeiten dieses Gehölzes zu Nutze. Nachdem das Nomadentum aufgegeben wurde und der Mensch das Streben nach eigenem Grund und Hausbesitz entwickelte, war es die Hagebuche, welche die neu erdachten Grenzen sichtbar machte und schützte gegen Wildtiere, räuberische menschliche Eindringlinge oder gegen die Dämonen der ungezähmten Natur. (In der Silbe „Hage" steckt das Wort „Hege".) Die Hagebuche, auch als Hecke, kann mit ihrem Geäst ein undurchdringliches Flechtwerk bilden, das sogar eine wehrhafte Steinmauer ersetzen konnte.

Die Hagebuche, bei uns bekannter unter der Bezeichnung „Hainbuche", gehört der Familie der Haselnussgewächse an und hat wie diese 'zauberische' Fähigkeiten, obwohl die Gerten der Hagebuche, wie die Haselnusszweige, als Leiter unsichtbarer Energieströme gelten. Beide Bäume hielt man für Mittler zwischen den unterschiedlichen Bereichen, wie dem der Tiere, Pflanzen und Mineralien. Aber auch Botschaften von Elfen, Feen und anderen Naturgeistern gaben diese Ruten an die Menschen weiter.

Aus dem überaus harten Holz wurden Kampf- und andere Werkzeuge gefertigt, bis das Eisen das Holz ersetzte. Zunächst war das neue Erz aber äußerst knapp und sehr selten, was es natürlich auch recht teuer machte. Deshalb stellte man aus dem Holz der Hagebuche weiterhin Schrauben, Zahnräder, Pflöcke und Stiele für Werkzeuge her.

Die Wünschelruten hatten jedoch nicht nur den Zweck, die Verbindung zu anderen Welten herzustellen. Man spürte mit ihnen Metalladern auf. Für die Suche nach Erzen und Metallen setzte man ausschließlich die Zweige der Hagebuche ein.

Der Baum ist bescheiden, was seinen Standort anbelangt. Auch recht karge Böden genügen ihm. Und obwohl er das Licht liebt, beharrt er nicht auf solchem Vorzug. Nehmen ihm andere Gehölze die Sonne, hindert das nicht sein Wachstum. Seinen Unmut zeigt er nur, indem seine Gestalt etwas verkümmert. Die Hagebuche gibt kaum jemals auf. Sie setzt sich mit ihrem Bedürfnis zu leben mit eisernem Willen durch, knochenhart, wenn man so sagen will. Das keltische Wort „Car" heißt „Kopf" und „Pin" bedeutet „Holz". Ein Sturkopf verleiht hier seinem Selbsterhaltungstrieb Ausdruck. Auch wie er seinen Dienst am Menschen ohne Eigennutz erfüllt, das hat schon etwas mit dem Begriff „Holzkopf" zu tun, ohne es abwertend zu meinen.

Die Hagebuche bleibt ein urwüchsiger Riese, egal ob sie sich als schützende Hecke darstellt oder als Ehrfurcht gebietender Baum. Er markiert auch jenen Zeitpunkt in der Geschichte wandernder Völker, als mit der Sesshaftigkeit der mediale Austausch zwischen den Menschen und den Geheimnis umwobenen Welten anderer Naturbereiche verloren ging. Inzwischen haben wir uns zu jener „verkopften" Gesellschaft entwickelt, unter der die Erde heute leidet.

Die Heilkraft der Bach-Blüten-Essenz „Hornbeam" schafft jenen Ausgleich zwischen Denken und Fühlen, der in der Gesellschaft heute leider weitgehend abhanden gekommen ist. Wo Menschen rücksichtslos um ihre Karrieren kämpfen oder Routinearbeiten dem Geist seine Strahlkraft nehmen, erfrischt eine Mischung mit „Hornbeam". (Drei Tropfen auf 30,0 ml eines stillen Wassers in einer Pipettenflasche. Davon viermal täglich vier Tropfen einnehmen.) Der Energiestau, der durch Kopflastigkeit sehr häufig in den unteren Extremitäten entsteht, wird bald behoben sein und die Lebensfreude kehrt zurück. So gewinnt der Mensch auch wieder Sehnsucht nach der freien Natur, die ja heute, wie in alten Zeiten, zu ihm sprechen und ihn erfreuen möchte.

Wieder einmal hat der uralte Myrrdin dem Merlin unserer Zeit, Edward Bach, aus dem lebendigen Wissen der Kelten ein Geschenk überreicht. Die Menschen werden von ihrer Lustlosigkeit und Erschöpfung befreit und können mit erfrischtem Geist zu neuen Taten schreiten.

Nirgends fand ich anfänglich einen speziellen Hinweis für eine medizinische Anwendung der Hainbuche. Dann stieß ich doch noch auf ein altes überliefertes Wissen. Bei den Kelten galt die Hagebuche als Fruchtbarkeit spendend. Es hieß, sie leite Energien von den Vorfahren auf die lebende Generation. Damit dieser, für den Fortbestand der Sippen (auch des Viehs, das teilweise mit der Familie unter einem Dach lebte) so wichtige Vererbungsstrom nicht versiegte, schlug man Frauen und Tiere zur Wintersonnenwende mit Gerten aus dem Holz der Hagebuche. Nun müssen die Herren der Schöpfung heute ja nicht gerade zuhauen. Aber wie wäre es, zur fraglichen Zeit einen Stecken aus diesem Wunderholz mit ins Bett zu nehmen? Wer den 'Zauber' weiter treiben möchte: Das liebe Getier, so vorhanden, wird auch nichts dagegen haben, wenn seinem Schlafplatz ein solch besonderer „Segen" zuteil wird.

DIE EICHE

(BACH-BLÜTE „OAK")

Man war zunächst der Meinung, das Wort „Druide" heiße „Eichenmann".
Inzwischen ist in der Wortforschung aufgefallen, dass diese Beziehung vom
griechischen Wort „drui" zu „Druide" nur auf einer Andeutung von Plinius
d.Ä. beruht. Eine einleuchtende Erklärung gibt Jean Markale, der aus Frankreich stammende Forscher keltischer Stammesgeschichten, Kultur und
Mythologie. Er kombiniert den Superlativ „dru" mit „wid", das verwandt
ist mit dem lateinischen „videre" = „sehen". Dadurch ergibt sich für den
Druiden die Bezeichnung „der sehr weit Sehende" oder „der sehr viel Wis-
sende".

Der Druide, dessen Ausbildung oft zwanzig Jahre dauerte, erwarb in
dieser Zeit umfassendes Wissen über kosmische Zusammenhänge und lernte
mit seiner Magie, durch Gesänge und Sprüche, Natur und Mensch zu be-
einflussen, zu verändern und zu bannen. Durch den anfänglich erwähnten
Irrtum, der in der Übertragung des Wortes „Duir" (keltisch die Eiche) auf
den Druiden als „Eichenmann" entstand, wurde die Eiche als heiliger Baum
zweifellos überbewertet. Dennoch wurde am Eichenbaum der göttliche Wille
abgelesen. Man vermutet diesen Zusammenhang, weil in der Eichel, so sie
roh genossen wird, Stoffe enthalten sind, die das Bewusstsein verändern.
Wir wissen bereits, dass in solchen Zuständen die Orakel gesprochen wurden. Mit der heilenden Kraft des Baumes hatte man damals ebenfalls Erfahrungen gemacht. Sich an den Stamm einer Eiche zu lehnen, gab Kraft. Dieses Wissen hat sich bis in die Neuzeit bewahrt. Ärzte und Wissenschaftler
haben die positiven „phyto-elektrischen" Kraftströmungen der Bäume aus-
gemacht. Anton Mesmer und der begnadete Arzt Gustav Carus machten
sich diese Erkenntnisse in der Heilbehandlung ihrer Patienten zu Nutze.

Wie hoch die Eiche geschätzt wurde, verdeutlicht uns heute das über-
lieferte Wissen um die große Zeremonie, die stattfand, wenn die Misteln,

die auf den Eichen wucherten, geerntet werden sollten. Unter Beachtung des Mondstandes, nämlich am sechsten Tag des Mondzyklus, schnitten weiß gekleidete Druiden mit einer goldenen Sichel Mistelzweige, die in einem weißen Tuch gesammelt wurden. (Es war kein reines Gold. Das Werkzeug wäre zu weich und die Klinge nicht scharf genug gewesen.) Die Druiden waren überzeugt, die Mistel könne alle Krankheiten heilen sowie bei Mensch und Tier Unfruchtbarkeit beheben. Wie kamen die priesterlichen Ärzte zu dieser Annahme? Die Druiden waren geübt in scharfer Beobachtung der Natur. Stärke und Kraft der Eiche, die der Baum aus Himmel und Erde an sich zog, versammelten sich in der Mistel. Wasser ist eines der heiligen Elemente und die Mistelbeere ist sehr wässrig und hat einen intensiven Bezug zu den lunaren Mächten der Mondgöttin.

Die Pflanze ist ein Halbparasit, der sich von den Säften seines Wirtes ernährt. Dem Jahresrhythmus, der den Pflanzen Blüte und Fruchtstand aufzwingt, stellt sich die Mistel entgegen: Im Winter bildet sie Früchte und legt ihr grünes Blätterkleid nicht ab. Zum Keimen benötigt sie Licht, aber gedeihen kann der Schmarotzer nur unter einem dichten Laubdach. Steht der Baum in Wassernähe, entwickelt sie sich am üppigsten. Durch diese Betrachtungen musste es den Druiden vorkommen, als habe die Mistel mit der wirklichen Welt und ihren Lebensbedingungen nichts zu tun. Hingegen sprachen die Beobachtungen, die man angestellt hatte, für einen starken Bezug zum Übersinnlichen; und da die Mistel nachweislich heilte, musste sie einen Teil dieser Energie auch aus den Säften der Eiche gesogen haben.

Altes Eichenholz wurde in jenen Zeiten auch verwendet, um ein Feuer zu unterhalten. Es brennt gut und verbreitet eine wohlige Wärme. Solcher alltäglichen Nutzung stand die Heiligkeit der Eiche nicht entgegen. Die Elemente waren den Kelten verehrungswürdig. Über die geweihten Eichenhaine, in denen die machtvollen magischen Rituale begangen wurden, ist nichts weiter anzufügen, da bereits erwähnt wurde, dass die Kelten ihre Götter nur in der freien Natur anriefen und verehrten. Wo also heilige Bäume in Hainen beieinander standen, bot sich der Ort für Beschwörungen, Gebete und Weissagungen an.

Über die Bedeutung, die der Eiche nach Auslegung der entsprechenden Strophe im „Câd Goddeu" zukommt, ist in meinem Buch „Auf sanften Schwingen zur Gesundheit" nachzulesen.

Es gibt ungezählte Eichenarten auf unserem Erdenrund, schätzungsweise zwischen zweihundertfünfzig und sechshundert. Der Baum kann mehrere hundert Jahre alt werden Die älteste Eiche, die entdeckt wurde, soll achthundert Jahre alt gewesen sein. So ragt ihre Gestalt, gesegnet mit sagenhaften Kräften, beschrieben in alten Berichten, mit ihren Geheimnissen bis in unsere Zeit. Wenn wir heute feststellen, dass sich eine Eiche nicht im Winde biegt, sondern dem Sturm noch trotzt, dann können wir nachvollziehen, warum sie in der „Schlacht der Bäume und Sträucher" als mannhafter Kämpe dargestellt wird. So vertritt die Eiche Härte, Willensstärke und Ausdauer, mit der alle Widrigkeiten überwunden werden. Stürzt der Baum dennoch, so wird er seine Bemühungen nicht aufgeben und alsbald versuchen, erneut auszutreiben.

Wie könnte ein Mensch, der wie der weise Myrddin mit seinem schwarzen Hund die Wälder von Wales und Britannien durchschritt, an einem so mächtigen Baum wie der Eiche vorübergegangen sein? Edward Bachs Hund begleitete auch ihn auf seinen Streifzügen. Dadurch verankert sich der englische Arzt wiederum in den Gebräuchen seiner cymrischen Ahnen. Der große, starke und angriffslustige Hund versah bei den Kelten seinen Dienst als Wächter, Hirte und Jäger. Er vertrat das männliche Prinzip. Kleine, niedliche Schoßhündchen wurden bei Hofe von allen Frauen gehätschelt. Sie galten als ein Symbol der Muttergöttin.

Der kleine schwarze Hund, der Bach auf seinen Wegen begleitete, vertrat für ihn wohl eher die außersinnlichen Fähigkeiten, welche man in seinen feinen Gehör-, Geruchs- und Orientierungssinnen sah. Außerdem galten Hunde, besonders in damaligen Zeiten, als Heiler. Noch heute werden Geschichten erzählt, wo Hunde bei Menschen Wunden ausleckten und ihnen dadurch das Leben retteten. Die Erklärung ist für uns einfach: Speichel enthält Enzyme, die Bakterien vernichten. Wir allerdings würden wohl die Dienste eines „Hundeheilers" nur im Notfall in Anspruch nehmen.

Das Blüten-Mittel „Oak" gilt als einer der sieben Helfer unter den Pflanzenheilern, wobei den Helfern keine untergeordnete Rolle zuzuschreiben ist. Edward Bach, von der keltischen Tradition geprägt und durch das alte Wissen inspiriert, verordnete sein „Oak" jenen Menschen, die sich in unermüdlichem Kampf erschöpft hatten, aber trotzdem nicht aufgaben. Selbst wenn sie völlig ermattet zusammenbrachen, bemühten sie sich, recht bald ihren Platz wieder einzunehmen, damit sie ihren, manchmal nur vermeintlichen Pflichten wieder nachgehen konnten.

Warum braucht es „Helfer" in der Therapie mit den Bach-Blüten?

In dem Kapitel „Baummagie", in Murry Hopes Buch „Magie und Mythologie der Kelten", steht dieser Vermerk:

Eiche - Beruhigt den motorischen Apparat sowie das Nervensystem. Hilft besonders, komplizierte, bedrohlich gewordene Probleme zu bewältigen.

Der Kämpfer, der weiter stampft, nach allen Seiten fechtend, wie kann er in Ruhe an die Lösung seiner Probleme gehen? Kann er die Ursachen in all der Anspannung und dem Wirbel für seine Schwierigkeiten überhaupt erkennen? In solchen Strudeln gefangen, kann dieser Mensch seinem Therapeuten oder Arzt kaum etwas über sein Befinden mitteilen. In solchen Fällen, sagte sich Edward Bach, musste ein Helfer den Weg für den eigentlichen Heiler bereiten. Erst dann, wenn sich nach Einnahme der Helfer-Blüte das Bewusstsein öffnet für die Fehler, welche die Schwierigkeiten verursachen, ist Heilung möglich.

Ein „Oak-Typ", der geheilt oder erlöst ist von seinen Fesseln der Starrheit und des unbeugsamen Kampfgeistes, wird endlich in der Lage sein, sich dem Willen des Himmels zu fügen, wo es „Not"- wendig ist. Jetzt wird er seine Position des „Machers", die für ihn lebensbedrohend werden kann, verlassen können.

53

Früher meinte man, allein einen Eichbaum mehrfach zu umschreiten, sei ein wirksames Mittel, um von einer Krankheit zu genesen.

Der hohe Gerbstoffgehalt der jungen Rinde hat eine fiebersenkende Wirkung und eine zusammenziehende und antiseptische auf Wunden. Eine besondere Wirksamkeit sagt man einer Eichenrindenabkochung für den durchfallerkrankten Darm nach. Die Inhaltstoffe stoppen die Fäulnis verursachenden Erreger, dem Gärungsprozess wird Einhalt geboten. Hierzu werden ein bis zwei gehäufte Teelöffel geschnittener Eichenrinde mit einem Viertelliter kaltem Wasser übergossen. Dieser Ansatz wird zum Sieden erhitzt, drei bis fünf Minuten gekocht und nach dem Abseihen lauwarm angewendet. Zur inneren Heilung genutzt, genügt es, zwei Tassen pro Tag als Tee zu sich zu nehmen.

Frostbeulen, bei den Kelten ein häufiges Übel im Winter, bekämpft man wirksam, indem man Hände und Füße in einem Eichenaufguss badet. Löblicher Nebeneffekt: Schweißfüße, damals sicher keine Seltenheit, werden eingedämmt oder verschwinden.

Ein Eichenblätter-Tee half und hilft bei starken Menstruationsblutungen und bei einer Leberschwellung. Man nimmt einen Teelöffel zerkleinerte Eichenblätter auf eine Tasse. Mit Wasser überbrühen und drei bis fünf Minuten ziehen lassen.

Das homöopathische Mittel „Quercus glandium spiritus", ein Destillat von Eicheln, wird bei den Folgen von Alkoholmissbrauch angewendet und tritt auch chronischen Milzbeschwerden entgegen.

Zum Schluss hier noch ein Ratschlag der Hildegard von Bingen: „Wird eine Ziege irgendwie krank, so reiche ihr reichlich und oft Eichenblätter zum Fressen. Tue dies oft und sie wird gesund werden."

DIE KIEFER

(BACH-BLÜTE „PINE")

„Im Verborgenen blühen
Liguster und Geißblatt,
unerfahren im Kampfe;
Und die ritterliche Kiefer."
(Câd Goddeu)

Es gibt manchmal im vorhandenen Schrifttum offensichtlich eine Vermischung der keltischen Weißtanne (Ailim) mit der Kiefer. In dem Buch „Die weiße Göttin" von Robert von Ranke-Graves finden sich in der Übersetzung der „Schlacht der Bäume" jedoch Hinweise, welche die Unterschiedlichkeit der Bäume in der Bedeutung kennzeichnen.

Auch im keltischen Baumkreis ist jeder dieser beiden Bäume einem anderen Zeitabschnitt zugeordnet. Die Tanne hat ihren Platz vom 5.7.-14.7. und vom 2.1.-11.1. Die Kiefer hingegen wird vom 24.8.-2.9. und vom 19.2.-28.2. in ihrer Bedeutung geehrt; und obwohl in unterschiedlicher Stellung im keltischen Baumkalender, gehören Tannen, Fichten, Zedern und Kiefern zusammen in die Familie der urzeitlichen Kieferngewächse. Vor mehr als zehntausend Jahren waren es Birken und Kiefern, welche dichte Urwälder bildeten, die fast ganz Europa bedeckten. Sie waren die ersten Bäume, die nach der Eiszeit auf den ausgewaschenen Böden Fuß fassten. Allmählich rückten dann die größeren Laubbäume nach. Es gelang ihnen schließlich, Birken und Kiefern aus ihrer Vormachtstellung zu verdrängen.

Bei den Kelten wurde die Kiefer „Feuerbaum" genannt. Mit einem entzündeten Span aus ihrem Holz drängte man an den Abenden die Dunkelheit in die Ecken der Stuben und Hallen. Fackeln, die mit Kiefernharz getränkt waren, erleuchteten nächtens die Pfade, so man unterwegs sein musste. Mit solchen Diensten erwies sich die Kiefer für den Menschen als treuer Diener, als ritterlicher Freund, der immer zur Seite stand, wenn man seiner bedurfte. In finsteren Stunden wird der hell lodernde Schein der

Kienfackel auch böse Geister aus dem schützenden Kreis des Lichtes verbannt haben. Dunkles Gesindel scheut das Licht! Diese Aussage gilt immer noch. Indem die Kiefer mit ihrer Lichtspende den Menschen behütete, wird der Baum manches Mal durch sein Feuer und dessen Helligkeit dem Menschen ein Überleben garantiert haben.

Einzelne Kiefern können sehr alt werden. Die Grannenkiefer, die in der Sierra Nevada ihre Heimat hat, gilt als das langlebigste Geschöpf der Erde. Man hat dort ein Exemplar gefunden, bei dem man viertausendsechshundert Jahresringe gezählt hat. Durch ihre Langlebigkeit, die auch die Stärke des Baumes ausdrückt, sind sie, wie alle immergrünen Nadelbäume, ein Symbol für das ewige Leben. In einigen Gegenden nennt man die Kiefer wegen dieser Eigenschaften, die mit ausgeprägter Genügsamkeit gepaart sind, auch „Mutter der Weisheit".

Edward Bach stellte sein Heilmittel „Pine" aus der schottischen Föhre (Pinus sylvestris) her. Die Barnards weisen in ihrem Buch „Das Bach-Blüten Wunder" darauf hin, dass diese Föhre eine durchdringende Klarheit mit starken, reinigenden Eigenschaften hat. „Der herbe Duft des Baumes dient dazu, Hindernisse aus dem Weg zu räumen und Verstrickungen zu lösen." Beides trifft sowohl für den körperlichen als auch für den Gefühlsbereich zu.

Edward Bach suchte 1935 ein Heilmittel, das dem Menschen helfen sollte, sich von den Gedanken an Schuld zu befreien. Dies ist oftmals eine tiefverwurzelte Lebenseinstellung, die ein Mensch seit seiner Kindheit entwickelt hat. In solchen alten Mustern gefangen, können solche Menschen häufig nicht mehr klar einschätzen, was ihre eigene Verantwortung ist oder wo die Pflichterfüllung bei anderen liegt. Wie blind tappt der blockierte Pine-Typ im Dunkeln. Vermeintliche Ausweglosigkeit wird ihn jedes Vertrauen an die Liebe Gottes verlieren lassen, jene Liebe, die niemals etwas verzeihen muss, sondern uns in unveränderter Beständigkeit immer geschenkt wird.

Wundern wir uns jetzt noch, weshalb Edward Bach sein erlösendes Heilmittel „Pine", das den Menschen von seinen Schuldgefühlen befreit,

aus den Blüten des keltischen Feuerbaumes herstellte? Wird dieses Blüten-
wesen nicht genau jenes Fackellicht auf den Lebensweg des an seinen Schuldgefühlen Leidenden fallen lassen, das ihm seine verwirrende und ängsti-
gende Finsternis vertreibt? Im hellen Feuerschein, den das Kiefernholz uns
spendet, werden wir getröstet und ermutigt und die reinigende Kraft des
Feuers verbrennt das Schulddenken zu Asche. Dann können wir voller Vertrauen unfehlbar zum ewigen Licht zurückkehren.

EINIGE ALTE REZEPTUREN

Bereits Hippokrates war die außerordentliche Heilwirkung der Kiefer bekannt. Er nutzte das Harz zum Erweichen von Geschwüren. (Schuldge-
fühle bilden hässliche Verhärtungen in unserer Seele!) Aber auch als
Räuchermittel fand es seine Anwendung. Besonders in vergangenen Zeiten wurde viel geräuchert, und das nicht nur in den Kultstätten der Priesterschaft, wo die Wohlgerüche die Götter erfreuen und gnädig stimmen
sollten. Um zu heilen, wurde zum Beispiel in den Krankenstuben auf ein
Feuerbecken Räucherwerk geworfen. Das so erlöste Wesen der Heilkräu-
ter konnte sich nun intensiv des Kranken annehmen. Außerdem reinigte
der heilige Rauch die Luft, was dem Patienten das Atmen erleichtern sol-
te. Dass man dabei manchmal zu viel des Guten tat und die Qualm ge-
schwängerte Luft eher das Gegenteil bewirkte, steht auf einem anderen
Blatt. Besonders im Winter vermied man es zu lüften, denn Brennholz
war immer kostbar.

In alter Tradition ging der Bauer mit einer Räucherpfanne in den so
genannten „Raunächten" - das sind die letzten zwölf Nächte im Dezember
- durch Haus und Stallungen, um böse Geister zu vertreiben. Man glaubte,
diese seien in jenen dunklen Stunden besonders eifrig unterwegs. Aber nicht
nur das Verjagen finsterer Mächte war mit dieser Zeremonie angesagt. Der
Rauch bestimmter Kräuter - und hier war es das Verbrennen von Kiefernharz - wirkt desinfizierend und verhindert Fäulnis. Auch Lebensmittel, durch
Rauch konserviert, waren länger genießbar. Wegen der unzureichenden

hygienischen Zustände stellte dies damals sicher eine hoch geschätzte Möglichkeit dar, Verderbnis zu verhindern.

Ein Tee, hergestellt aus den Triebspitzen der Kiefern, hilft bei Bronchitis. Aber man sollte sie nicht auf eigene Faust sammeln. Dies sollte nur nach Absprache mit einem Förster geschehen. Der mit Schadstoff belastete Baum ist heutzutage ohnehin sehr geschwächt und sollte nicht rücksichtslos beraubt werden. Zudem sollte man von vielen Bäumen sammeln! Die priesterlichen Kräutermeisterinnen und die Druiden sorgten immer dafür, dass ein Ort nie ganz abgeerntet wurde. Auch wurde der Großen Mutter vorher ein Opfer dargebracht, indem man ein paar Tropfen Honig dem Boden spendete oder etwas Wachs ins Erdreich träufelte. Das muß heute nicht unbedingt genauso gemacht werden. Aber wir können uns mit den Pflanzen-Devas verbinden und fragen, ob sie in unseren Dienst treten möchten. Hinterher bedanken wir uns für ihre Hingabe. Das sollte zu einem Selbstverständnis werden.

Hinsichtlich der Tees aus den Triebspitzen der Kiefer gilt: Ein knapper Teelöffel des frischen Grün pro Tasse wird überbrüht. Etwa fünf Minuten ziehen lassen, dann abseihen. Zwei Tassen täglich werden Husten und Luftnot bald lindern. Seit dem 12. Jahrhundert ist dieser Tee bei Nieren- und Blasenentzündung ebenfalls ein anerkanntes Heilmittel.

DER WALNUSSBAUM
(BACH-BLÜTE „WALNUT")

Wer schon Kenntnisse von den Bach-Blüten hat, wird sich erinnern, dass der Walnussbaum dem Gott Jupiter geweiht ist. Jupiter ist ein römischer Gott und man fragt sich, ob der Baum so hoch im Norden seine Heimat haben kann, zumal er für sein Wachstum nährstoff- und kalkhaltige Böden benötigt und nur in klimatisch milden Gebieten gedeiht. Heimisch war dieser Nussbaum in Britannien zunächst nicht, aber die Römer brachten ihn mit der für sie so köstlichen und wertvollen Frucht in das fremde Land und „verschleppten" ihn sogar bis nach Irland.

Die Bewohner Galliens und Italiens wurden früher die „Welchen" oder „Walcher" genannt. Das hieß im damaligen Sprachgebrauch „fremd" oder „anders". Für die Kelten war der Baum, den die Fremden mitbrachten, daher der Walchenbaum. Für uns wurde er schließlich zum Walnussbaum.

Hoch im Norden, mit dem häufig recht unwirtlichen Wetter, schätzte man die Nüsse bald sehr. Ihr Nährwert ist viermal höher als der des Fleisches. Sicher war das für die Kelten nicht berechenbar, aber die gute Sättigung bemerkte man mit Sicherheit. Man beobachtete auch, welch hervorragendes Stärkungsmittel die Nuss für Kranke in der Zeit der Genesung war. Es dauerte nicht lange und die Kelten verehrten den Baum ebenso sehr wie die Römer. Sie räumten ihm sogar einen Platz im Baum-Kalender ein. Hier steht er für einige Tage im April, aber seine eigentliche, wichtigste Zeit hat der Walnussbaum vom 24. Oktober bis 11. November. In diesen Tagen ist das Licht bereits beträchtlich geschwunden; und es fällt der 1. November in diese Zeitspanne, wo man, einschließlich der vorhergehenden Nacht, „Samhain" feierte. Diese Nacht vor dem Samhain-Fest wurde als zeitlich nicht bestimmbar eingeordnet. Der Sommer war noch nicht zu Ende, der Winter und damit das neue Jahr fingen erst am kommenden Tag an. Zwölf Stunden also fielen zwischen die Zeiten, waren Vergangenheit,

Gegenwart und Zukunft - waren Ewigkeit. Da kamen aus der Anderswelt die Feen, die Elfen, die Gnome und dämonischen Geister in Tier- und Menschengestalt und gesellten sich zu den Feiernden. Die magische Grenze zwischen den Lebenden und sonst abgeschiedenen Geistern war für zwölf Stunden offen. Es waren unheimliche nächtliche Stunden, und es wurden Schutzfeuer entfacht, um nicht in die Feenhügel oder gar in das Totenreich entführt zu werden. Laut und wild wurde gefeiert, wie meist, wenn Menschen Angst haben und anschleichendes Unheil verscheuchen wollen. (Erinnern wir uns an die Fassnacht-Umzüge im Allemannischen.) Während der Festlichkeiten, die stets im Freien abgehalten wurden, reichte man traditionell Äpfel - Zeichen des ewigen Lebens - und Nüsse. Ein bevorzugtes Festmahl zu Samhain waren mit Walnüssen gefüllte, gebratene Gänse. Abgesehen von dem Umstand, dass wir in Samhain das christliche Allerseelenfest erkennen und in dem festlichen Braten unsere Martinsgans begrüßen, stellt sich die Frage: Warum gerade eine Gans, warum die Frucht des Walnussbaumes? - Wollen wir uns zunächst mit dem Baum befassen.

Eine starke odische Ausstrahlung des Walnussbaumes verhindert, besonders in seiner Blütezeit, dass irgendwelche Insekten in seine Aura eindringen. So ist er auf Windbestäubung angewiesen. Auf seinem relativ kurzen Stamm sitzt die umfangreiche Krone - Blätter wachsen auch an den schwächeren Ästen. Das macht das Laubdach ungewöhnlich dicht. Sonnenstrahlen können nicht bis zum Erdreich durchdringen. Deshalb ist der Platz zu Füßen des Baumes in der Regel kahl. Plinius d.Ä. warnte davor, unter einem Walnussbaum ein Schläfchen zu machen. Er meinte, der giftige Brodem des Baumes, der alles Kleingetier fern hält, verursache dem Menschen heftige Kopfschmerzen, wenn nicht Schlimmeres. Da der Baum keinen trockenen Boden mag, wird es im Umkreis seines Stammes, im tiefen Schatten seines Blattwerkes, sehr feucht sein. Ein nasses, kaltes Lager ist aber noch keinem Menschen wohl bekommen. Diese unfreundliche, Leben abweisende Haltung des Walnussbaumes macht ihn im Volksglauben der Kelten zum Totenbaum. Andererseits markiert er das Samhain-Fest, den Zeitpunkt, wo das neue Jahr beginnt und in wenigen Wochen das Licht wieder geboren wird. So ist der Walnussbaum auch ein Symbol für jene Kraft, welche die Macht des Alten brechen kann, jene Macht, die mit den Toten und der Vergangenheit verquickt ist. Er setzt den Menschen ein Zeichen für den Aufbruch in ein neues Leben.

Die Gans galt als kämpferisch. So sehen wir sie, unter anderem, auch heute noch. Auf vielen Darstellungen der Antike ist dieser Vogel ein Begleiter der Ritter, der Helden und der Kriegsgötter. Ein mit Walnüssen gefüllter Gänsebraten sollte Kampfesenergie und Mut schenken, in die Ungewissheit eines neuen Jahres beherzt aufzubrechen oder den Geistern der Anderswelt siegreich zu widerstehen - besonders in den zwölf Stunden zwischen den Zeiten. Alle diese Tugenden, die der Gänsebraten dem Speisenden vermittelte, waren natürlich genau so gut zur Bewältigung alltäglicher Probleme nützlich.

Aus der vorchristlichen, keltischen Zeit gibt es einen Schädelfund, der heute im Brighton Museum in der Grafschaft Sussex zu sehen ist. Dieser Schädel wies über dem Gehirn zwei große, runde Löcher auf, die zweifelsfrei künstlich angebracht wurden. Beide Löcher waren zu unterschiedlichen Zeiten gebohrt worden, woraus zu schließen ist, dass der Patient diese heute noch gewagte Operation überlebte.

Die Durchführung einer Schädelbohrung, der so genannten „Trepanation", erfordert großes chirurgisches Geschick und Fachkenntnisse. Wie wir wissen, waren die Druiden auch gut ausgebildete und verantwortungsvolle Ärzte. Dies entspricht auch einer Aussage des Plinius, der die Druiden für genial begabte Ärzte hielt.

Wer aber so schwierige Schädeloperationen durchführen kann, der kennt auch das Bild, welches das Gehirn im geöffneten Schädel abgibt. Gleicht es nicht genau dem süßen und nahrhaften Kern der Walnuss? Das Gehirn, ist es nicht der Sitz des Verstandes und muss dieser Verstand sich nicht mit dem Herzen verbinden, wo das Fühlen und die Liebe beheimatet ist? Nur ein „erwärmter" Intellekt regt zu menschlichem und überlegtem Handeln an. Der Walnussbaum hat die Macht, den Himmel mit der Erde zu verbinden. Er weist in das Reich der Toten, in die Welt der Feen und Elfen. Gleichzeitig aber heilt seine Frucht die Schwachen und ernährt die Lebenden, damit sie die dunkle Zeit, mit den in ihr lauernden Gefahren, überstehen.

Edward Bachs Heilmittel „Walnut", das er aus den weiblichen Blüten gewann, die besonders der Großen Göttin dienen, die Leben hervorbringt, Leben behütet, aber auch Leben beendet, ist eine Stärkung für jenen Menschen, der davor zurückscheut, eine Grenze zu überschreiten und Neuland zu betreten.

Immer wieder ist zu betonen, dass Bach in der Blüte einer Pflanze ihre Vollendung erkannte. Er fühlte und wusste: Die Energien des Baumes, der im keltischen Baumkreis „zwischen den Zeiten" seinen Platz einnimmt, werden harmonisierend auf jene Menschen wirken, die zögern, alte Muster aufzugeben, sich auf neuen Gleisen zu bewegen. Vor ihren Entscheidungen fallen sie oft Einflüsterungen zum Opfer, die sie das Falsche wählen lassen oder sie des Mutes berauben, den Weg zu beschreiten, für den sie sich allein entscheiden müssen, weil auf diesem Weg nur sie selbst gehen können. Der Baum, der die Anderswelt fern hält und Acht gibt, dass die heranstürmende Gegenwart den Menschen nicht überwältigt, schenkt in der Essenz seiner Blüten Standhaftigkeit gegenüber äußeren Einflüssen. Dadurch wird ihm die Freiheit geboten, jede seiner Handlungen nur aus eigenem Antrieb zu begehen und Pflichten und Verantwortung mutig zu übernehmen.

EINIGE ALTE REZEPTUREN

Die Römer glaubten, der Walnussbaum liefere ein allgemeines Gegengift gegen alle möglichen Arten von Vergiftungen, von Bissen tollwütiger Hunde bis hin zu Stichen von Skorpionen. Eine Mixtur aus Rautenblättern, Feigen, Wacholderbeeren, Salz und getrockneten Walnusskernen soll bei den Römern wie ein heilendes Zaubermittel gewirkt haben.

Hildegard von Bingen gibt einen Rat, wenn jemand von Spulwürmern befallen ist:

„Wenn aus den schädlichen und schlechten Säften, die wie Gift im Menschen wirken, bei irgendeinem Menschen Würmer hervorgegangen sind, soll dieser Brennnesselsaft mit Wollblumensaft zu gleichen Gewichtsteilen nehmen, den Saft von Nussbaumblättern so viel wie beider Gewicht zusammen oder, wenn es keine Walnussblätter hat, ebenso viel Saft aus der Rinde desselben Baumes, etwas Essig zusetzen, reichlich Honig, dies in einem neuen Topf aufsieden lassen und den Schaum davon oben abheben. Nach dem Aufsieden soll er den Topf vom Feuer nehmen und fünfzehn Tage lang nüchtern wenig davon trinken, damit er durch die starke Wirkung des Mittels nicht zu Schaden kommt."

Zum Schluss noch ein Rat, der ein wenig abergläubisch anmuten mag, aber die alten Volksweisheiten enthalten viele tiefe Einsichten. Jemanden, der häufig unter Verfolgungsträumen leidet, wird empfohlen: Er mische die Blätter eines Walnussbaumes mit Schafwolle, stopfe damit einen Kissenbezug und bette sein Haupt darauf. Alsbald wird der Träumende sich von seinen Häschern nicht mehr in die Flucht schlagen lassen, sondern ihnen mutig entgegentreten, um durch Verhandlungen und Gespräche den Streit zu beenden und im ehemaligen Gegner vielleicht sogar einen Gefährten zu gewinnen.

DIE WEIDE

(BACH-BLÜTE „WILLOW")

Auf einem Thron aus Hirschfellen sitzt die Feenkönigin, eine Krone aus geschälten Weidenzweigen auf dem Kopf. Sie lächelt und ist freundlich, wie alle Wesen, die sie umgeben. Aber dem fremden Betrachter scheint hier nichts wirklich zu sein, weder das Lächeln noch die Gesänge. Unwirklich sind Blumen, Sträucher und Bäume. Der Fuß hinterlässt im fahlen Grün des Grases keinen Abdruck. Das Licht, das auf diese Szenerie fällt, kommt es von der Sonne oder ist es der Mond, der alles so matt erleuchtet, es wahr erscheinen lässt, um es im selben Augenblick zu entrücken wie ein Traumbild? Die junge Priesterin Viviane weiß, dass sie sich verirrt hat und in das Reich der Feen geraten ist. Ihre Furcht entschwindet im Reiz und Banne dieser Zauberwelt.

So ungefähr beschreibt Marion Zimmer-Bradley diese Begebenheit in ihrem Buch „Die Wälder von Albion". Immer wieder tauchen in ihren Erzählungen die mit Weidenzweigen geschmückten Herrscherinnen der Anderswelt auf. Was hat es wohl in jenen archaischen Zeiten mit der Weide für eine Bewandtnis gehabt? Was ragt davon in unsere heutige Zeit?

Der Ausdruck „Salix" für Weide kommt vom keltischen „sal", was „nahe" heißt, und „lis", mit der Bedeutung „Wasser". *Nahe dem Wasser* also - und dies kennzeichnet die Lebensbedingungen, die der Baum sucht. Er sucht die Nähe des Wassers, und so zieht es ihn an den Rand von Sumpfgebieten, an das Ufer von Seen, Flüssen und Teichen, oder er verbreitet sich in feuchten Niederungen. Diese wässrigen Stellen, an denen die Feuchtigkeit nachts und in den frühen Stunden des Tages als Nebel schwadet, galten immer als Orte, wo man unversehens in die Anderswelt geraten konnte. Hier sei auch kurz an Goethes „Erlkönig" erinnert, jenes Gedicht, in dem die Töchter des Erlkönigs ein krankes Kind zu sich locken wollen. Obwohl der Vater das stöhnende Kind beschwichtigt: „Mein Sohn, mein Sohn, ich seh' es genau, es scheinen die alten Weiden so grau", kann er nicht verhindern, am Ende seines nächtlichen Rittes ein totes Kind in den Armen zu halten. So gelingt es dem Eingeweihten und großen deutschen Dichter Johann Wolfgang von Goethe, eine Erinnerung an die gespenstischen Mythen vergangener Zeiten zu wecken.

Es geschah auch zuweilen den Priesterinnen von Avalon, wenn sie die Ufer ihrer Insel nach Heilkräutern absuchten, dass sie im sumpfigen Gelände den bekannten Pfad verloren. Gerieten sie dann in das Reich der Feen, die praktisch „nebenan" herrschten, durften sie sich von den Traumgespinsten nicht einlullen lassen, sondern mussten den liebenswürdigen Einladungen zu verweilen, hartnäckig widerstehen und sich schleunigst davon machen. Tat der Verirrte das nicht, ging er der irdischen Welt für Jahre verloren, so er denn überhaupt den Heimweg fand. Eine vermeintlich kurze Spanne Zeit in der Anderswelt ist nach menschlichen Maßstäben etwas völlig Anderes. Wenige Tage im Reich der Feen sind viele Jahre, die auf Erden vergangen sind.

Das Weiche, Biegsame des Baumes, auch seine Tendenz leicht von Innen heraus zu faulen - Weiden haben häufig einen hohlen Stamm - zeigen ihren mondhaften Bezug. Alles Geheimnisvolle, Dunkle, das sich im Verborgenen abspielt, Gebären und Auflösung, Tod und Leben, hat etwas mit dem Mond zu tun. Im Mond zeigt sich die Große Göttin.

Das Jahr der Kelten hatte dreizehn Monate. Jeder Monat trägt den Namen eines Baumes. Der fünfte Monat ist der „Weidenmond". Nach unserer Rechnung dauert er vom 15. April bis 12. Mai. In seine Zeit fällt das „Beltaine-Fest". Es kennzeichnet den Auftakt der Sommerzeit, den Beginn eines sorglosen Lebens, weil es ausreichend Nahrung für Frauen und Kinder und für die Tiere gibt. Die Silbe „bel" bedeutet „hell, glänzend" und „tine" war das Wort für „Feuer". Es war ein freudvoller Tag - die Feiern begannen am 3o. April, aber die Nacht vor dem 1. Mai, wenn die gewaltigen Holzstöße entzündet wurden, jene Nacht gehörte der Anderswelt. Da stieg auch die Göttin zu den Menschen herab, es paarte sich der Sommerkönig mit einer Priesterin, und Männer und Frauen taten es dem Götterpaar an den Feuern nach. Auf diese Weise beschwor man Fruchtbarkeit und reichen Segen für die künftige Ernte.

Man berichtet aber auch, dass Menschenopfer dargebracht wurden, um der Großen Göttin den Segen für die keimende Saat abzuringen, um Verwüstungen durch Kriege und Verheerungen durch Seuchen abzuwenden. Jene ausgewählten Menschenopfer wurden in Weidenkörbe gesperrt - die Weide war der Baum, der den Eingang zur Anderswelt markierte - und dann zunächst verbrannt und anschließend ins Wasser gestürzt. Beide Elemente symbolisierten die Erneuerung des Lebens. Diese überlieferten Geschichten grausamer Opferungen haben sich hartnäckig gehalten, wenn auch Historiker inzwischen diese Berichte für Propaganda-Märchen der Römer halten. Man vermutet, dass sie auf diese Weise die gezielten Angriffe und Übergriffe auf die Inselkelten zu rechtfertigen suchten. Vielleicht sollte am Rande noch vermerkt werden, dass sich das historische „Beltaine" in den Feiern unserer Walpurgisnacht erhalten hat.

Vielerorts verbindet der Volksglauben heute noch den Hexenkult mit den Weiden. Da herrscht viel Aberglauben, wie zum Beispiel der von den Flöten aus Weidenholz. Spielt man ein Zauberlied, können heftige Winde zum Schaden der Menschen heraufziehen. Nachtragend sind diese Hexenwesen auch noch: Glauben sie, es sei ihnen ein Unrecht geschehen, verknoten diese boshaften Geister Weidenzweige. Daraufhin befällt Mensch und Vieh eine Krankheit und sie werden dahingerafft.

Die Legende berichtet, Jesus wurde mit Weidenruten geschlagen, ehe er gekreuzigt wurde. Aus Trauer über dieses Geschehen lässt der Baum seither tief seine Zweige herabhängen.

Seit Urzeiten wird die Weide mit Trennung, Tod, Trauer und Schwermut in Verbindung gebracht. Diese Symbolik geht bis in die Steinzeit zurück. Die damaligen Jäger formten ihre Pfeilspitzen nach den Blättern der Weide. Archäologen haben sogar entdeckt, dass sie die Köpfe ihrer Beutetiere auf Kultpfähle steckten, die aus Weidenholz geschnitzt waren.

Die Blumensprache bestätigt den freudlosen Aspekt der Weide. „Wer Weidenblätter trägt, der zeigt an, dass er einsam und verlassen ist", heißt es im Liederbuch der Augsburger Nonne Hätzlerin, wie Wolf-Dieter Storl berichtet. In England bedeutet ein an den Hut gesteckter Weidenzweig abgewiesene Liebe. Als Zeichen der endgültigen Trennung reichen sich ehemals Liebende einen Weidenzweig.

Anhand dieser Darlegungen wird deutlich, warum Edward Bach die Bedeutung der Weide aus der Zeit der Kelten zu uns herübergerettet hat.

Bach erkannte die Möglichkeit, mit den Blüten der Weide ein Heilmittel für jene Persönlichkeit herzustellen, die verbittert ist und den Freuden des Lebens voller Abwehr gegenübersteht. In der nie verblassenden Erinnerung an erduldetes Unrecht hat er sich zum Menschenfeind entwickelt. Als „Opfer des Schicksals" gerät dieser Mensch zuweilen in eine Teilnahmslosigkeit, in der er am Leben nicht mehr teilnehmen will, sondern sich voller Selbstmitleid in sein Inneres zurückzieht. Dort trauert seine Seele, wie es im 137. Psalm geklagt wird. "An den Wassern zu Babel saßen wir und weinten, wenn wir an Zion dachten. Unsere Harfen hängten wir in Weiden, die daselbst sind."

Aus dem unheilvollen, zerstörerischen Groll in der Seele führt die Blüten-Essenz „Willow" heraus. Mit wieder erwachender Lebendigkeit wird der Mensch bald in der Lage sein, dem, was ihm widerfahren ist, den richtigen Stellenwert einzuräumen. In der Rückschau fragt sich dieser Mensch dann. „Was ist mir eigentlich geschehen? Was ist tatsächlich passiert?" Es gibt einiges, das wir zunächst als Schicksalsschlag ansehen, oder wir zürnen, weil sich die Dinge nicht nach unseren Vorstellungen entwickeln. Aber wenn „Willow" die Blockaden behoben hat, ist der Mensch bereit, einen Schlussstrich unter das Gewesene zu ziehen. Der befreite „Willow-Typ" wird sich nicht mehr als Opfer des Schicksals betrachten, sondern, aus den Nebelwelten heimgekehrt, sein Leben tatkräftig in seine Hände nehmen.

Bedenke, Menschenkind, die Weide kennzeichnet den Weg zur Anderswelt. Wenn du dich unbefugt und zu früh dorthin wagst, kannst du nicht glücklich werden, wie es dir im Hier und Heute möglich ist.

Die Kelten hatten viele Kämpfe zu bestehen. Wie alle Krieger erlitten sie oft schwere Verletzungen. Die zugefügten Wunden entzündeten sich häufig. Hier halfen heiße Umschläge aus einem Weidenrindensud, der das Schwärende aus dem Fleisch zog. Das bittere Gebräu getrunken, senkte das Fieber. Natürlich wusste man nichts von dem hohen Gehalt an Salicin in der Rinde, das, nach Einnahme, im menschlichen Organismus Salicylsäure bildet. Diese Droge hatte die selbe Wirkung wie unser heutiges Aspirin: Sie drängte das Fieber zurück, trieb Schweiß und Urin. Man beobachtete nach solcher „Kur" die Besserung im Befinden des Patienten. Wir wissen heute, während solcher Maßnahmen werden vom Körper Giftstoffe ausgeschieden.

Da die Weide, wohl wegen der Anforderungen, die sie an ihren Lebensraum stellt, als „kalter Baum" angesehen wurde, war man überzeugt, eine Abkochung der Rinde könne auch „hitzige Lust" dämpfen. Noch im Mittelalter galten Weidensamen und Blätter als ein Mittel, die fleischlichen Begierden abzutöten. In den Klöstern wurde ein solcher Tee bevorzugt gereicht. In jener Zeit also, da man entdeckte, dass die Weide auch ein Heilmittel gegen Unkeuschheit bereithielt, wurde aus dem geschmähten Hexenbaum für die Christen der Baum der unbefleckten Jungfrau Maria.

Auf diese unterschiedlichen Arten heilt der Baum, spendet Leben auf der einen Seite und dämmt auf der anderen Seite verzehrende Leidenschaften ein, die zur Zeugung vielleicht unerwünschten neuen Lebens führt.

Die Weide nimmt ihre Vitalkräfte aus dem feuchten Boden und gleichzeitig saugt sie kosmische Kräfte aus der Höhe. Das tut sie mit einer solchen Intensität, dass im Frühjahr ein überstürztes Blühen einsetzt, noch ehe die Blätter voll entfaltet sind. Diesen Überschwang gleicht der Baum aber später aus. Wir lesen es an seinen Heilkräften ab, die mildern und alles Überschießende regulieren. Das ist der Weg der Weide, den Menschen zu seinem göttlichen Maß zurückzuführen. Dabei ist es gleich, ob die Weide zur Genesung Blätter und Rinde spendet oder ob die Einnahme der Blüten-Essenz „Willow" von Edward Bach das Ungleichgewicht wieder harmonisiert.

WEITERE BÄUME

Solange es Menschen gibt, werden Bäume als heilige Geschöpfe verehrt. Ihre Verwurzelung in der Erde und ihre hoch in den Himmel ragenden Kronen mögen den frühen Menschheiten das Abbild einer alles übertreffenden Kraft und Macht gewesen sein. Der Schatten von Bäumen gewährte Zuflucht vor der Sonnenglut oder schützte vor niederprasselnden Regenfluten. Manche Stämme hausten in den Ästen der Bäume, waren sie doch dort gesichert vor angreifenden Feinden oder vor der Raubgier von Wildtieren. Aus dünnen Zweigen und zartem Blätterwerk ließen sich vortreffliche Lagerstätten bereiten, und schließlich spendeten Bäume wertvolle Nahrung und mit ihrem Holz unterhielt man die Feuer in den Hütten, deren Wände, Dächer und einfache Möbel ebenfalls von den Waldriesen stammten. So ist es folgerichtig, dass die Bäume verehrt wurden und in ihrer Erscheinung die unterschiedlichen Gottheiten vertraten.

Nun kann man sich fragen, weshalb Edward Bach, dem als Waliser und Druiden unserer modernen Zeit dennoch die alten Mythen vertraut waren, einige der höchsten keltischen Götterbäume weggelassen, anderen sich aber zugewendet hat, die zu alten keltischen Zeiten in England noch gar nicht heimisch gewesen sind.

Als Beispiel steht hier die Lärche. (Bach-Blüte „Larch"). Dieser Baum wurde erst 1639 in England eingeführt. Kein Barde hat über ihn gesungen, nirgends in den alten keltischen Schriften ist etwas über seine magische Kraft festgehalten. Seine Bedeutung hatte der Baum in anderen Ländern. In Sibirien stellte man sich die Lärche als Weltenbaum vor, in dessen Geäst Sonne und Mond als goldener und silberner Vogel auf und nieder stiegen. Es gibt eine Menge Legenden, in denen der geheimnisumwitterte Baum eine Rolle spielt. In Tirol, so sagt man, wachsen manchmal Mariengestalten aus ihrem Stamm, und Frauen, wenn sie besonders fromm sind und die

Mutter des Herrn innig verehren, dürfen in einem Lärchenwald sich den ersehnten Knaben von einem Baum pflücken. Bei den Germanen galt die Lärche, wegen ihres weichen, schimmernden Nadelkleides und ihrer Vorliebe für das Sonnenlicht, als Feenbaum. Wenn diese Waldelfen Schutz und Stärkung suchten, flüchteten sie sich zu einem Lärchenbaum; und obwohl er mit seinen Zweigen und seiner Spitze, die sich dem Boden entgegen neigt, ein Abbild von Zaghaftigkeit und Ermattung bietet, ist dieser Baum dennoch von großer Kraft und Ausdauer geprägt. Er übersteht lange Frostperioden, und selbst wenn das Erdreich fast ständig gefroren ist, wird er überleben und sehr alt werden.

Bach wird mit einer Lärche Zwiesprache gehalten haben, und sie hat ihm das Geheimnis ihrer Lebensenergie preisgegeben. So fand er sein Heilmittel „Larch" für all jene, die vergessen haben, dass alle ihre Schlachten bereits gewonnen sind, bevor sie ausgetragen wurden; denn als Kinder Gottes sind die Menschen unbesiegbar.

Dass keltischen Stämmen, die sich in der vorchristlichen Zeit auch in Europa bewegten, die Lärche nicht bekannt war, ist unwahrscheinlich. In einem älteren Text heißt es: Lärche fördert die Physis und verhilft zu allgemeinem Wohlbefinden.

Es ist darum nicht ausgeschlossen, dass auch aus Geschichtskenntnissen heraus Edward Bachs Wahl auf die Lärche fiel, ehe er sich mit der Wesenheit des Baumes verband.

Andere wichtige Bäume der Kelten, wie zum Beispiel die Esche, der Haselbaum, die Eberesche, die Birke, der Schlehdorn oder der Holunder, tauchen im Reigen seiner Heiler und Helfer nicht auf. Hier kann nur vermutet werden, dass in der Hierarchie der Bäume einige so hoch angesiedelt und ihre 'Göttlichkeit' zu erhaben war, um anders als zur Verehrung einer Gottheit zu dienen. Andere wiederum waren mit den Fähigkeiten, einen bösen Zauber zu werfen, behaftet - in Wales ist man bis heute geneigt, derlei zu praktizieren - so dass Bach ihre Mitarbeit am Heilungsgeschehen nicht in Erwägung gezogen hat.

Ein ähnlicher „Fremdling" wie die Lärche ist der Olivenbaum. Den Römern war er wohl bekannt, das Öl seiner Frucht als heilend und Licht spendend geschätzt, das Holz zur Herstellung edelster Möbel genutzt und nicht zuletzt galten Brot, Zwiebeln und schwarze Oliven als Grundnahrungsmittel der mediterranen Stämme. Während ihrer Kriegszüge, die sie bis nach Rom führten, haben die Kelten mit Sicherheit auch den Wert des Olivenbaumes kennen gelernt. Auch wenn er ein äußerst anspruchsloser Baum ist, dem trockene und harte Erde genügen, so braucht er, um zu leben, doch das Licht der Sonne. Die Sonne ist bei fast allen Völkern das Sinnbild göttlicher Schöpferkraft und Würde. Im Nahen Osten salbte man Priester und Könige mit Olivenöl, wollte man doch auf diese Weise die Macht des Himmelsherrschers auf den irdischen Herrscher übertragen.

Der Olivenbaum ist in England nicht heimisch, wohl war aber schon bei den Kelten das Olivenöl geschätzt. Edward Bach beauftragte Freunde, ihm in Italien nach seinen Vorschriften eine Essenz aus den Blüten herzustellen. Die enorme Lebenskraft, die in dem Baum schlummert - selbst uralte, kranke und teilweise verrottete Bäume treiben immer wieder aus -, haben ihn bewogen, aus den Blüten ein Heilmittel herzustellen, das Menschen hilft, die an Körper, Geist und Seele erschöpft sind. Bei Erschöpfungszuständen rieben die Römer den ganzen Körper mit Olivenöl ein. Um Narbenbildung zu fördern, vermischte man das Öl mit Rotwein - und auch alte Wunden heilten ab. Dass Olivenöl den Gallenfluss anregt, sogar eine bestimmte Art von Steinen mit der Zeit auflöst und so die Leber entstaut, wissen wir heute noch. Naturmedizinisch orientierte Menschen wenden solche Rezepte gerne an. Der starke Baum gibt seine Urstärke an den völlig erschöpften und verängstigten Menschen weiter. Und hat er das nicht auch getan, als Jesus im Garten Gethsemane vor Angst geschwächt unter einem Ölbaum Kraft für seinen Leidensweg suchte und fand? Auch Bach, der ein sehr religiöser Mann war, kannte die Passionsgeschichte.

Zu den Ölbaumgewächsen gehört auch die Esche. Sie ersetzt in nördlichen Breiten als Welten- und Götterbaum den Olivenbaum. Beide haben im keltischen Baum-Kalender ihren Platz. Es spielt also nicht unbedingt eine Rolle, ob eine Baumart zur Zeit der Kelten in Britannien heimisch war oder nicht. Wichtig ist, was der Baum von seiner heiligen Energie und Heilkraft an den Menschen weiterschenkt. Edward Bach verstand es, sie um ihre Gaben zu bitten, indem er sich im Geiste auch mit jenen Bäumen verband, die nicht in seinem Heimatland zu Hause waren.

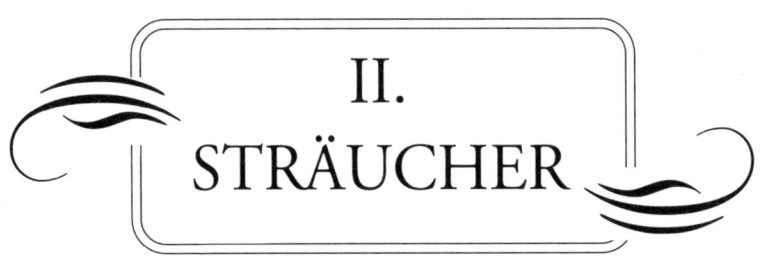

II.
STRÄUCHER

Eine ähnlich hohe Position wie die Bäume nehmen in der keltischen Mythologie die Sträucher ein. Auch sie beteiligten sich an der großen Schlacht der Bäume. In den alten walisischen „Triads" - das ist eine Sammlung von historischen Erzählungen und Sinnsprüchen - wird diese Schlacht als eine der „drei leichtfertigen Schlachten Britanniens" bezeichnet. Angestiftet wurde, der Sage nach, dieser Krieg von einem weißen Rehbock, einem Kiebitz und einem Welpen von Annwn. In der walisischen Sagenwelt ist dies die Bezeichnung für die Unterwelt Britanniens, über die Arawn herrscht. Im Unterschied zur antiken oder christlichen Unterwelt ist Annwn kein Ort der Strafe, sondern Sitz der Ahnen. Auch Sterbliche dürfen diesen Ort besuchen. Von dort aus bricht jedes Jahr die wilde Jagd auf. In ländlichen Gegenden vermeidet man bis heute in der Zeit von Heiligabend bis zum 6.Januar, also in den Raunächten, Wäsche aufzuhängen. Man wickelt für diese Zeit sogar die Leinen selbst auf dem Trockenboden zusammen. Es heißt nämlich, die wilde Jagd reite in jenen Nächten durch die Luft. Würde sie sich in einer gespannten Wäscheleine verheddern, würden die wilden Gesellen, aus Rache an dem widerfahrenen Ungemach, in selbigem Jahr einen Menschen aus der Familie sterben lassen. Wer einen Wäschetrockner zu Hause hat, wird in jenen kritischen Tagen beruhigt sein, falls es doch etwas zu waschen gibt.

DIE BLAUE WEGWARTE
(BACH-BLÜTE „CHICORY")

So hart und borstig diese Pflanze beim ersten Anblick auch anmuten mag und damit früheren astrologischen Kräuterärzten ihren Bezug zum Planeten Saturn offenbarte, entdeckte man in der wundervollen blauen Blüte eine Verbindung zum Mond. Lunares kommt auch in der weißen Hauptknospe mit ihren zarten weißen Blättern zum Ausdruck. Heute nennt man die Knospe „Chicory", die gerne als Salat oder als gedünstetes Gemüse gegessen wird. Nur im Winter sprosst diese Hauptknospe, der man durch Lichtentzug den bitteren Geschmack nimmt, was sie erst genießbar macht.

An der Signatur der Pflanze, wie eben beschrieben, erkannte man also die Weiße Göttin in ihrem lunaren Wirken. Aber man übersah auch nicht in der Wegwarte die harten, herrschsüchtigen Aspekte des Saturn, mit seiner starken Egozentrik. (Hier sind, um den Gegensatz zum Lunaren herauszuarbeiten, die negativen Eigenschaften des mächtigen Planetenkönigs dargestellt. Dabei darf nicht vergessen werden, dass Saturn am Ende der Planetenleiter steht, in den Kosmos lauscht und den Menschen dessen weise Botschaften vermittelt. Er ruft zur Askese und seine strenge Abgeschiedenheit wird zum Beispiel meditativer Haltung.)

Bei den Kelten hängte man zuweilen ein Pflanzenbüschel mit der blauen Wegwarte an die Firstbalken der Häuser. Durch die Kraft der mütterlichen Liebe der Weißen Göttin sollten die Menschen vor Hexerei und Blitzeinschlag geschützt sein.

Unter strengstem Stillschweigen gruben Druiden etwa um die Zeit der Sommersonnenwende mit einem goldenen Werkzeug oder mit einer Goldmünze die Wurzeln der Wegwarte aus. Hier sei eingefügt und erinnert, dass die Sommersonnenwende in die „Ulmenzeit" des Baumkalenders fällt. Und die Ulme war der Baum der „guten Gesinnung". Wer nun die Wurzel der Wegwarte stets bei sich trug, konnte nicht erschlagen werden. Auch Verlet-

zungen durch Stichwaffen waren unmöglich. Kam die Wurzel jedoch mit
Eisen in Berührung, während sie ausgegraben wurde, gewährte die Weiße
Göttin keinen Schutz, wohl weil ihre lunaren Kräfte den bösen Geistern,
die durch eiserne Gerätschaften gerne Unglück stifteten, nicht widerstehen
konnten.

Grub man jedoch die Wurzel der wunderschönen Wegwarte etwa um
die Zeit der Mittsommernacht mit einem Hirschgeweih aus, gelang es dem-
jenigen, der mit diesem Hilfsmittel in den Besitz der kostbaren Wurzel
gekommen war, die Liebe eines anderen Menschen zu erzwingen. Der Glaube an solche Macht wurde gestützt durch die Mythologie. Der Hirschkönig
paarte sich in der Nacht, bevor die Sonne ihren Abstieg begann, mit der
Weißen Göttin. Ein in Hirschfelle gehüllter Jüngling, dessen Kopf ein ge-
waltiges Hirschgeweih schmückte und dessen Leib mit Hirschblut be-
schmiert war, näherte sich einer auserkorenen Priesterin, die in diesem Ritual die Weiße Göttin vertrat. Nach dem Vollzug der „Großen Ehe" war
jener im Hirschfell verborgene Mann bereit, mit Tapferkeit, Mut und Treue
sein Britannien gegen Feinde zu verteidigen und sein Volk zu schützen.

Beim Anblick der blauen Blüten der Wegwarte erinnerte sich Edward
Bach an den Mantel der Himmelskönigin, unter den sich seit eh und je alle
Menschenkinder in Zeiten der Not und des persönlichen Leides flüchten
können. Im Wissen um die mütterliche Liebe der Weißen Göttin suchte er
ein Heilmittel, das Menschen, die besitzergreifend und herrschsüchtig sind,
- Eigenschaften, die einer jeden Liebe Tod bedeuten -, zu eben jener warm-
herzigen, selbstlosen Liebe erlösen kann, die gleichsam nährend und fördernd, behütend und sanft lenkend zum Wohle eines jeden gedeiht, der
von ihr umhüllt wird. Das Heilmittel „Chicory" befreit den Leidenden von
der oftmals tief in seiner Seele versteckten Tyrannei und Hartherzigkeit, die
zwar manchmal als Einschränkung gefühlt, deren Ursache aber nicht wahr-
genommen werden möchte. Diese „schwarzen Flecken" sollen dann mit
Überbesorgnis und übertriebener Fürsorglichkeit anderen gegenüber ver-
tuscht werden. Aber gerade das beengt. Solche Liebe ist nicht lebendig,
sondern für den, der unter ihrem eisernen Regiment leidet, bietet sich kei-

ne Möglichkeit, seine Persönlichkeit zu entfalten. Am Ende wird der auf diese Weise „geliebte" seinen „Übervätern" und „Übermüttern" entfliehen. Das zieht für den, der es doch nur „gut meint", Enttäuschung und Selbstmitleid nach sich, und der „Chicory-Typ" verhärtet mehr und mehr in seinen Blockaden - wenn er nicht dem Heiler „Chicory" von Edward Bach begegnet. Das reine, liebende Wesen der Weißen Göttin, durch die Blüten-Devas der blauen Wegwarte vertreten, wird ihr Erlösungswerk niemals verfehlen.

Heute weiß man: Die wichtigsten Wirkstoffe der blauen Wegwarte sind Bitter-, Gerbstoffe und Cholin. Das macht sie zu einem ausgezeichneten Heilmittel bei Magen- und Darmbeschwerden sowie Galle- und Leberleiden. Auch auf die Milz hat die Pflanze samt Wurzel einen belebenden Einfluss.

Der Apotheker Mannfried Pahlow sieht die Wirkung der Wegwarte ähnlich wie die des Löwenzahns. Er empfiehlt im Frühjahr und im Herbst eine Teekur mit einer Mischung aus gleichen Teilen Wegwartenkraut mit Wurzel, Löwenzahnkraut mit Wurzel und zur Geschmacksverbesserung einige Pfefferminzblätter. Die werden jedoch nicht von jedermann vertragen. So kann man auch ein wenig Fenchel oder Melisse hinzufügen. Zwei Teelöffel dieser Mischung werden mit kaltem Wasser übergossen, zum Sieden erhitzt, dann abgeseiht. Man trinke kurmäßig drei bis sechs Wochen diesen Tee. Er regt Leber und Nieren an, wodurch eventuell sogar rheumatische Beschwerden verschwinden. Diese Teekur ist tatsächlich ein ausgezeichnetes Mittel, um zweimal im Jahr gründlich zu entschlacken.

Ein Rezept aus dem Jahre 1577 sei im Folgenden schriftgetreu zitiert. Der Spaß, es selbst zu übersetzen, soll erhalten bleiben.

„Eine handvoll Wegwart in Wasser gesotten vnn gedruncken/ führt aus die gallen vnd weissen schleim durch den stulgang....Ein decoction gemacht auss dem kraut vnd wurtzel mit wein oder wasser/ vnnd warm gedruncken eröffnet die Leber vnd Miltz/ soll genützt werden am anfang der Wasser-sucht vnd Cachexia. Solches vermag auch das gebrannt Wasser/vnnd ist trefflich gut zu dem Hitzigen Magen/ zu allen brennenden Febern/ vnnd schwachheit des Hertzens gedruncken...dienet auch zum hitzigen Podagra..."

DER STECHGINSTER
(BACH-BLÜTE „GORSE")

In der bisher übersetzten Literatur alter keltischer Schriften ist nicht allzu viel über den Stechginster nachzulesen, obwohl dieser Strauch einer der Anführer in der „Schlacht der Bäume" war. Das „Câd Goddeu" berichtet:

> „Starke Häuptlinge sind der Schwarzdorn
> Mit seiner üblen Frucht,
> Der ungeliebte Weißdorn
> Mit ähnlichem Gewand.
>
> Das rasch verfolgende Schilf
> Der Besenginster mit seiner Brut,
> Und der Stechginster benahmen sich wüst,
> Bis er gezähmt ward."

Im alten keltischen Baumkalender symbolisiert der Stechginster den beginnenden Siegeslauf der Sonne, also der Zeit, wenn sie nach der Frühlings-Tagundnachtgleiche unaufhaltsam ihrem höchsten Stand entgegenstrebt.

Die hellgelbe Farbe der Blüten, mit denen der Busch in rauschhafter Fülle vom Frühjahr bis in die ersten Sommerwochen prangt, hat mit Sicherheit für den keltischen Menschen, der in der Natur immer etwas fand, das ihn mit den lebendigen Wesenheiten und Göttern verband, den Bezug der Pflanze zur Sonne entdecken lassen.

Auch der bevorzugte Standplatz ist ein Zeichen ihres Sonnenhungers. Der Stechginster wird stets einen sicheren Abstand zu Bäumen halten. Er verabscheut deren Schatten. Auch hierin drückt sich die Position des Anführers aus, der sich nicht so ohne weiteres unterordnet. Für den keltischen

Menschen hieß so eine Einzelstellung noch etwas anderes. Der irische Dichter und Philosoph John O'Donohue schreibt in seinem Buch „Anam Cara": „Die Vorstellungskraft oder Phantasie ist dasjenige Vermögen, welches das Sichtbare und das Unsichtbare in Beziehung zueinander setzt und diese beiden gemeinsam vorstellt und artikuliert. Die Kelten beispielsweise hatten ein wunderbares Gefühl dafür, dass - und wie - das Sichtbare und das Unsichtbare auseinander hervor - und ineinander übergehen. In Westirland kennt man noch viele Geschichten von Geistern, Gespenstern oder Feen, die jeweils eine besondere Beziehung zu einem bestimmten Ort hatten; diese Sagen waren den Einheimischen ebenso vertraut und etwas ganz Normales wie die Landschaft. So darf zum Beispiel ein einsam auf einem Feld stehender Busch nach traditioneller Auffassung unter keinen Umständen geschlagen werden. Der Grund dafür ist, dass es sich hierbei um einen geheimen Versammlungsort von Geistern handeln könnte. Zahlreiche Hügel und viele andere Orte gelten in Irland als Feenburgen. Die Einheimischen kämen nie auf die Idee, dort zu bauen oder diesen geheiligten Boden auf eine andere Weise zu entweihen."

Die Blüten des Stechginsters sind reichlich mit Pollen und Nektar gefüllt. Darum wird der aufmerksam in der Natur Wandernde, kommt er in die Nähe eines Ginsterbusches, immer das sanfte Gesummsel fleißiger Bienen vernehmen. Besonders zur Tagesmitte, wenn die Sonne die Erde verschwenderisch mit ihren Strahlen segnet, entströmt den Blüten ein süßer, würziger Honigduft. Aber Bienen entstammen einem Volk mit einer sozialen Struktur. Sie werden auch andere Insekten an der köstlichen Labe teilhaben lassen.

Der Strauch erschöpft sich jedoch nicht mit einer einmaligen Blütenpracht. Wenn nicht zu eisige Winde wehen, wird der erstaunte Betrachter in seinem immergrünen Gezweig versteckt hin und wieder ein goldenes Lichtfünkchen in Form einer vereinzelten Blüte aufglimmen sehen.

Wolf-Dieter Storl weist darauf hin, dass der Stechginster im keltischen Baumalphabet, dem "Beth-Louis-Nion", für den Vokal „O" steht. In den Vokalen, so lehrt er uns, drückt sich die Seele des Menschen unmittelbar aus. Das „O" in seiner vollen, dunklen Tönung öffnet verschlossene Herzen und Lippen. Während der Vokal von der Stimme gebildet wird, kommt freudiges Erstaunen zum Ausdruck.

Hier drängt sich ein Vergleich mit der heiligen Silbe „OM" auf. Gibt man sich dieser Schwingung mit Ehrfurcht und Liebe hin, wird sich unsere Seele alsbald dem Kosmos öffnen, und Licht und Segen kann durch die bisher verschlossene Tür unseres Herzens eintreten.

Der Stechginster wurde früher auch mit dem Feuerfest "Lugnassadh" in Verbindung gebracht. Das ist die Zeit, in welcher der Strauch besonders intensiv sein Dasein ausdrückt. Dann gelingt es ihm, die inneren und äußeren Welten - die Anderswelt und das irdische Sein - miteinander zu verbinden Es gelingt ihm, die Kräfte beider Seiten im Gleichgewicht zu halten, auf dass der Mensch keinen Schaden an Leib und Seele nehmen kann.

Die Eigenschaften des Stechginsters werden im „Câd Goddeu" auch gepriesen. Es wird gesagt: „Groß ist der Stechginster in der Schlacht" und weiter „der Stechginster ist gesegnet". Das steht nun nicht im Widerspruch zur eingangs erwähnten Verszeile „der Stechginster benahm sich wüst, bis er gezähmt ward". Man darf vermuten, diese „Zähmung" bezieht sich auf den Brauch, die verholzten, dornigen Büsche im Frühjahr abzubrennen. Unmittelbar trieb der Strauch wieder aus. Dadurch hatten die Bauern frisches Grün für ihre Ziegen. Außerdem spendete die alkalihaltige Asche ein hervorragendes Düngemittel für ein zartes erstes Futtergras.

Einen anderen wichtigen Hinweis gibt Storl ebenfalls. Er reiht den Stechginster in die Reihe der so genannten „Pionierpflanzen" ein, zu denen auch Brombeer, Sanddorn und Schlehe gehören. Überall nämlich, wo die Erde verletzt, aufgerissen, ausgebeutet ist, breiten sich solche Pflanzen als schützendes Gestrüpp aus. Unzählige mit Dornen bewehrte Ranken und Zweige halten die Räuber, vierbeinige und zweibeinige, ab und das geschundene Erdreich kann sich wieder erholen, wie eine Wunde unter einem Verband verheilt.

Welche unbändige Kraft der Strauch aus den kosmischen Bereichen zieht, zeigen nicht nur die goldenen, mit Sonnenenergie vollgesogenen Blüten. Auch das leuchtende Grün seiner Zweige, das im Winter kaum verblasst, geben Zeugnis von der fast animalischen Lebenskraft des Stechginsters. Nicht umsonst bezeichnen die Barnards in ihrem Buch „Das Bach-Blüten Wunder" den Busch als einen „wahren Löwen an goldener Kraft".

Auch Edward Bach spürte diese Energie, als er sich 1933, tief niedergeschlagen und fast verzweifelt, auf einen langen Spaziergang begab. Der feinfühlige Arzt litt unsäglich unter den zunehmenden Anfeindungen und Verleumdungen seiner Kollegen. Er war zu jenem Zeitpunkt geistig so erschöpft, dass er aufgeben und die Suche nach seinen göttlichen Heilmitteln beenden wollte.

Obwohl ein ausdauernder Wanderer, war Bach schließlich so ermüdet, woran der seelische Kummer einen starken Anteil hatte, dass er sich einfach am Weg niederlegte und einschlief. Als er nach einer Weile erwachte, fühlte er sich überraschend erfrischt. Seine ersten Gedanken waren, die ihm gestellte Aufgabe um keinen Preis fallen zu lassen. Die Blindheit seiner Seele, verursacht durch die erlittene Enttäuschung, war gewichen. Mit klaren Augen nahm er nun auch seine Umgebung wieder wahr und entdeckte, dass er dicht neben einem Stechginsterbusch niedergesunken war. Es wird der Augenblick gewesen sein, als in ihm das kollektive Bewusstsein seiner cymrischen Ahnen aufstieg. Er erinnerte sich, wie heilig und verehrt der Strauch war, der den Kelten genau die Tagundnachtgleiche im Frühlingspunkt markierte. Als er sich besann, welches Datum der Kalender zeigte, stellte er fest, dass eben heute dieser Tag war. Voll Freude und Dankbarkeit über die eben erfahrene Offenbarung durch den Strauch, stellte er bald darauf sein Heilmittel „Gorse" aus den Blüten des Stechginsters her. Er hatte nun einen starken Helfer gefunden, („Gorse" gehört zu den sieben Helfern), der über die Kraft verfügte, jene, die hoffnungslos, voller Ergebung in ihr Schicksal dahinkümmerten, aufzurichten. Durch die mit wundervollen Energien aufgeladene Essenz findet der Leidende die verlorene Verbindung zu seinem höheren Selbst; und ist er wieder angeschlossen an jenen Strom uneingeschränkter Liebesmacht des Schöpfers, was kann ihn dann noch verletzen, was kann ihn kränken, was mit abgrundtiefer Trauer erfüllen?

Im „Câd Goddeu" wird auch der Besenginster erwähnt. Er jedoch ist giftig. Grundsätzlich wählte Bach nur ungiftige Pflanzen aus. Nur jene hielt er für Leben spendend und erhebend. Unter jenen Pflanzen erkannte er noch eine besondere Gruppe, deren Entwicklungsstand hoch oder sogar höher als der des durchschnittlichen Menschen war. Aus solchen wollte er seine Heilmittel herstellen, weil nur ihnen die Kraft gegeben ist, zu heilen. In Edward Bach lebte das Wissen der druidischen Ahnen. (Er sagte einmal zu Nora Weeks, er habe Kenntnis von seinen vergangenen Leben und wisse deshalb, er sei immer ein Heiler gewesen. Für ihn sei aber allein die Gestaltung dieses jetzigen Lebens wichtig. Auch dieses Mal sei ihm wieder die Aufgabe zugefallen, ein Heiler zu sein, die er erfüllen wolle, wie sie ihm angetragen sei). Daher darf man wohl behaupten, Bach habe, aus der Erinnerung an seine druidische Vergangenheit, gezielt nach den alten, heiligen Pflanzen der Kelten gesucht. Dabei vermied er es aber nicht, sich auch anderen Pflanzen zuzuwenden, die ihre spirituelle Verankerung auch in anderen Kulturkreisen haben.

EINIGE ALTE REZEPTUREN

Es ist über die arzneiliche Anwendung des Stechginsters kaum etwas bekannt. Mit Sicherheit haben die in Wales heute noch praktizierenden Myddfai-Ärzte die alten, überlieferten Anweisungen zur Herstellung ihrer Kräutermixturen bewahrt. Zu uns sind diese zum Teil merkwürdigen und doch sehr wirkungsvollen Ratschläge bisher kaum gedrungen. Recherchen haben nur schwer verständliche Texte in altem Englisch oder Gälisch ergeben. Trotzdem gelang es, Kontakte nach Wales zu knüpfen. Dort sollen in den kommenden Monaten in Zusammenarbeit mit den Myddfai-Ärzten verständliche Kommentare des alten Heilwissens herausgegeben werden. Das lässt hoffen, das hier vorliegende Material um das spezielle Wissen jener Ärzte zu erweitern.

Die Blüten des Stechginsters, getrocknet und als Tee genossen, fanden ihre Anwendung, wenn jemand an Gelbsucht erkrankt war. Hier wird die

Hautfarbe des „Gelbsüchtigen" im Vergleich zur Blütenfarbe die Wahl des Mittels erleichtert haben. Mit dem heutigen Wissen über die Gefährlichkeit der unterschiedlichen Hepatitis-Erkrankungen, die zum Teil hochansteckend sind, begibt man sich mit einer Lebererkrankung besser in die Hände zuständiger Fachärzte.

Bach beschreibt das Äußere des Patienten, der sein „Gorse" benötigt. Er sagt, dieser Mensch habe häufig einen leicht gelblichen Teint und dunkle Ringe unter den Augen. Allein diese Symptome weisen einem erfahrenen Diagnostiker den Weg zu einem gestörten Stoffwechselgeschehen.

Der englische Kräutergelehrte John Gerard schreibt in seinem „Herbal", das 1597 erschien, der Gebrauch der harten Samen des Stechginsters entfalte bei Steinleiden und Durchfall eine heilende Wirkung. Das wird auf der blutreinigenden Wirkung beruhen. In der Regel griff man jedoch lieber auf den Besenginster zurück. Dieser Strauch ist dem Laien niemals zu empfehlen, da er, wie bereits erwähnt, giftig ist. Eine unsachgemäße Anwendung der Pflanzenteile kann zum Herztod führen.

DIE HECKENROSE

(BACH-BLÜTE „WILD ROSE")

Als vor 4000 Jahren zarathustrische Perser sich an die Aufgabe machten, die Wildrose zu veredeln, wurde dieser Strauch mit seinen Blumen schon seit Urzeiten geliebt und verehrt. Eine Legende berichtet, der zürnende Engel mit Flammenschwert habe sich durch die bitterlich weinende Eva erweichen lassen. Zum Andenken an das Paradies, das sie nun verlassen musste, erlaubte er ihr, einen Rosensteckling mit auf die Erde zu nehmen. Ihre Vegetation war damals noch wild und rau, aber die Heckenrose gedeiht auch gut auf sandigen und armen Böden. Dabei ist sie keine anspruchslose Pflanze. Ihren Bedarf an Nahrung und Kraft scheint sie, mit Hilfe ihrer Blüten, die wie Schüsselantennen zum Himmel gerichtet sind, zu stillen. So gelingt es dem Strauch, alle Süße und Strahlkraft des Kosmos in sich aufzunehmen und in seinen Rosen zu horten.

Die Kelten kannten nur die Heckenrose, und als allerheiligstes Gewächs, so verehrt wegen ihrer anrührenden Schönheit, war sie der Großen Göttin geweiht.

Die Heckenrose wird heute in manchen Gegenden auch als „Hagerose" bezeichnet. In der Silbe „Hage" drückt sich die Schutzfunktion des Busches aus. (Siehe „Hagebuche") Man umhegte nämlich Häuser und Gehöfte zuweilen mit Wildrosenhecken. Der dichte Wuchs und die Dornen hielten Eindringlinge ab. (Das Dornröschenschloss war gewiss mit einer Wildrosenhecke überwuchert.) In diesem Märchen, dessen Thematik sich auch in anderen Erzählungen wiederholt, schimmert etwas von einer weiteren Tugend dieses Busches durch. Er ist nämlich in der Lage, Böses und Dämonisches fern zu halten. Dies nicht nur wegen des dichten Gestrüpps, das er bilden kann und wegen seiner Dornen, sondern der Duft, der den Blüten entströmt, verändert das Menschenherz im Licht reiner Freude über dieses wahrhaft königliche Geschenk der Natur.

In ihrem äußeren Erscheinungsbild, mit den fest im Erdreich verhafteten Wurzeln, welche die Wachstumskraft nutzen, um nach Feuer, Wildfraß oder starker Trockenheit rasch wieder auszuschlagen, und ihrer verschwenderischen Blütenpracht mit ihrem betörenden Duft, könnte die Wildrose für Maßlosigkeit, gar Gier stehen. Es gelingt ihr aber, „das Überschüssige an Lebenskräften in den Dornen zurückzudämmen und die astralischen Kräfte durch eine betonte Gerbsäurebildung abzufangen" (Wolf-Dieter Storl). So gibt die Pflanze ein Beispiel für Ausgleich, Harmonisierung und eine gezügelte Lebensfreude, deren Beständigkeit jedem Gefühl von Resignation und Trauer bald ein Ende bereiten wird.

Auch Edward Bach wird, während seiner Streifzüge durch die Natur, so manches Mal beim Anblick eines üppig blühenden Strauches der Wildrose das Herz aufgegangen sein. Durch Aufzeichnungen seiner Lebenspartnerin Nora Weeks weiß man, wie häufig er mit allerlei bresthaftem Leiden geschlagen war. Zu einer Zeit konnte er fast nichts mehr sehen, ein andermal war sein Leib mit Geschwüren bedeckt, dann wieder konnte er sich nur mühsam bewegen, weil ihn eine Teillähmung befallen hatte. Bach war sich dann sicher, dass seine Erkrankungen nicht aus einer Disharmonie seiner eigenen Seele kam, sondern sich auf diese Weise bei ihm Kranke ankündigten, die ihn in Kürze aufsuchen würden. Das war für ihn das Signal, sich trotz körperlicher Schwächen und Schmerzen auf den Weg zu machen, um in der Natur selbst Linderung und für seine Kranken das richtige Heilmittel zu finden. Dass er sich dabei vom Geist seiner keltischen Vorfahren leiten ließ und sich den Erinnerungen an sein uraltes Heilwissen hingab, muss nun nicht mehr betont werden.

Noch im Jahre 1935 fand Edward Bach vier wichtige Pflanzen. Die letzten beiden waren die Heckenrose und der doldige Milchstern, sein „Wild Rose" und der „Star of Bethlehem". Zum Zeitpunkt dieser neuen Entdeckungen war Bach bereits zutiefst erschöpft. Die fortwährende Bereitschaft, sich den Botschaften der Pflanzen-Devas zu öffnen, die niemals abreißende Verbindung zu seinen cymrischen Ahnen und seine Empfangsbereitschaft, die Leiden seiner Mitmenschen in seinem liebenden Herzen zu wiegen und ihnen Trost zu spenden, hatten ihn kräftemäßig ausgezehrt. Man weiß aber, dass Trauer zuweilen das Herz durchzieht, wenn man erkennt, nicht alle Schmerzen, nicht alles Leid dieser Welt lindern zu können. In dieser Situation hat die Heckenrose Bachs Herz erfreut und ihr Licht, das sie von der Sonne aus den Tiefen des Alls aufnimmt, wird ihm seine Seele erhellt, wird zu ihm von jenen Bereichen gesprochen haben, in die er am 27. November 1936 heimkehren sollte.

Bach verstand die Energie der Heckenrose richtig. Er setzte ihre Heilkraft für jene ein, deren Trauer in Freude gewandelt werden muss, damit sie sich nicht klaglos im Lebenskampf ergeben. Solche schädlichen Einflüsse, die ein Kentern des Lebensschiffs möglich machen, dürfen den verantwortungsbewussten Kapitän niemals vom Kurs abbringen.

EINIGE ALTE REZEPTUREN

Die Wildrose, der Großen Göttin geweiht, wurde natürlich auch von den keltischen Frauen und den Priesterinnen mit gebotenem Respekt angewendet. Ein Bad zu nehmen, in welches man einige Rosenblätter streute, galt nicht nur als Schönheitsmittel, sondern vor zeremoniellen Handlungen rückte ein derart „gesegnetes" Badewasser die Priesterinnen, die als Personifizierung der Göttin angesehen wurden, noch näher in ihren strahlenden Glanz.

Plinius d.Ä. beschreibt, die Pflanze helfe, wenn jemand von einem Hund gebissen wurde. Da sie Gerbstoffe enthält, ist es vorstellbar, dass das Auflegen von Blättern eine zusammenziehende Wirkung besitzt.

Bereits die keltischen Kräuterkundigen entdeckten die ungewöhnliche Wirksamkeit der Hagebutte, die sozusagen ein Kind der Blüte ist. Diese Frucht ist reich an Vitaminen, besonders dem Vitamin C, aber auch B1 und B2 sowie K und P fehlen nicht, wie neue Forschungen gezeigt haben. In alter Zeit musste man sich jedoch auf seine Beobachtungsgabe verlassen, und besonders Druiden und Priesterinnen waren treffliche Meister des scharfen Sehens. So wird man sehr schnell festgestellt haben, dass ein Getränk aus den getrockneten Früchten den Fieberkranken sehr bald von seiner Glut befreite. Ein mit Hilfe der Hagebutte verabreichter Vitaminstoß kräftigte zudem Patienten, die ein langes Krankenlager geschwächt hatte. In den langen dunklen Wintermonaten, in denen es kein Frischgemüse und nur getrocknetes Obst gab, drohte den Menschen häufig Zahnausfall. Die Gefahr war schnell gebannt, wenn reichlich Hagebuttentee getrunken oder Hagebuttenmark gegessen wurde.

Planetarische Kräuterärzte der Renaissance erkannten aufgrund der Fünfersymmetrie der rosa Blüten in der Pflanze ein Kind der Venus. Außerdem war diesen Weisen bekannt, dass die Heckenrose bereits im Altertum als Mittel gegen Unfruchtbarkeit geschätzt wurde. Man reichte den Frauen einen Aufguss aus den Pollen, um den Kinderwunsch in Erfüllung gehen zu lassen. Man hat inzwischen erkannt, dass in diesen Pollen eine Vorstufe des Vitamins „E" enthalten ist. Ist die Wirksamkeit ein frommes, tröstendes Märchen? Während ich zwei Jahrzehnte meine Erfahrungen als Heilpraktikerin machte, konnten meine Patientinnen und ich einige „Vitamin E-Babys" freudig begrüßen.

Hildegard von Bingen, die 1098 geboren wurde, wird als große Naturärztin bezeichnet, deren Ratschlägen immer noch gern gefolgt wird. Hier nun eines ihrer Rezepte: „Die Hagebutten koche, wenn du gesund bist und ausschließlich am Magen krankst, und iss sie oft. Das reinigt den Magen und nimmt ihm den Schleim.

Wenn aber der ganze Körper krank ist, dann nützt es nicht, die gekochten Hagebutten zu essen, weil sie den Magen und Darm verletzen, weil dieser Magen welk ist. Will so jemand sie essen, soll er sie roh und teigig (wenn sie Winterfrost bekommen haben) maßvoll verzehren. Das ist ihm gesünder, als wenn sie gekocht oder hart oder roh wären. Wer körperlich gesund ist, den verletzen sie beim Verzehren weder roh noch gekocht."

DER WEINSTOCK
(BACH-BLÜTE „VINE")

Lange Nachforschungen sind nicht nötig, um zu erfahren, seit wann die Rebe bekannt ist. In der Genesis heißt es: "Noah war der erste Ackerbauer und pflanzte einen Weinberg." (Gen. 9,18-29). Aber der Weinstock braucht für sein Wachstum und zur Reife seiner Trauben viel Sonne und ein mildes Klima.

Das Wetter in Britannien ist zu unwirtlich, um Wein zu kultivieren, dennoch wird in den Schriften geschildert, dass bei festlichen Gelagen Wein getrunken wurde. Selbst König Artus soll dem edlen Tropfen zuweilen eifrig zugesprochen haben, und es wird erzählt, sein Freund Lancelot und seine Gemahlin Gwenhwyfar mussten den volltrunkenen König dann zu Bett bringen.

Durch den Einfluss der Römer war der Wein in Britannien nicht nur bekannt, sondern wurde über die Handelswege zu Lande und zur See eingeführt. Das wird nicht nur italienischer Wein mit seiner manchmal schweren Süße gewesen sein. Griechenland, Frankreich und Deutschland hatten ebenfalls ihre allseits geschätzten kostbaren Tropfen, die den Menschen mundeten, anzubieten. Viel Wein wurde in jenen alten Zeiten, neben dem Bier, schon morgens getrunken. Erhitzt und mit Wasser verdünnt, erwärmten diese Getränke nach den kühlen Nächten die Menschen. Es darf nicht außer Acht gelassen werden, wie schwierig es damals war, in den Burgen und Schlössern die riesigen Hallen zu beheizen. Das häufig neblige und regnerische Wetter hinterließ Feuchtigkeit im Mauerwerk, das selbst im Hochsommer nicht vollständig austrocknete. Zudem brachten die leicht alkoholischen Getränke den Kreislauf in Schwung. Kaffee oder schwarzen Tee kannte man noch nicht. Frauen allerdings bevorzugten eine heiße Hafersuppe, in die etwas Brot gebrockt wurde. Brot oder in den frühen Morgenstunden frisch gebackene Fladen tunkte man auch in den Wein. Hildegard von Bingen fand heraus, dass Wein, auf diese Weise „behandelt", einiges an seiner berauschenden Wirkung verlor und so dem Menschen um ein Vielfaches bekömmlicher war.

„Sehr zornig war der Weinstock, dessen Helfer die Ulmen sind", wird im „Câd Goddeu" berichtet. Hier wird wohl auf die üblen Zustände der Trunkenheit hingewiesen, in denen oftmals Händel aufflammten, die mitunter in einen tödlichen Streit ausarteten. Dass die Ulmen für Verträglichkeit und gute Nachbarschaft stehen, wurde schon mehrfach erwähnt. Da klammert sich der Weinstock also bereits bevor er in Rage gerät an seinen Schlichter. Aber was für ein Weinstock ist das, wenn die Rebe in Britannien doch schwerlich gedeihen kann?

Durchleuchtet man all die unzähligen Berichte und trägt die Mosaiksteinchen zusammen, wird deutlich, dass im Alltag beileibe nicht immer zum teuren Wein gegriffen wurde. In der Regel wurde zu Tisch, um den Durst zu löschen, ein aus Beeren und Äpfeln gekelterter und vergorener Saft gereicht. Avalon, die Apfelinsel, ist in den Nebeln entschwunden, aber den Pilgernden grüßen die zahlreichen Apfelbäume und entbieten ihm auf diese Weise den Segen der Großen Göttin. Es gab damals also bereits Apfelwein, und der französische „Cidre" ist vielleicht ein flüssig gewordenes Geheimnis aus der alten Zeit. Auch ihn kredenzte man häufig heiß. Der Alkohol verflüchtigt sich dann, aber die stärkende und belebende Wirkung der Äpfel, denen ohnehin eine das ewige Leben gewährende Macht zugeschrieben wurde, blieb erhalten.

In einer alten, inzwischen übertragenen Schrift wird erzählt, die Brombeeren, die als heiliges Klettergewächs angesehen wurden und der Großen Göttin geweiht waren, durften in Irland nur an wenigen Tagen im September gepflückt werden. Für den Rest des Jahres war es, zeitweise unter Todesstrafe, verboten, weder Ranke noch Blatt, geschweige denn die köstlichen Beeren zu sammeln. Der vergorene Brombeersaft war ein kostbarer Wein, der nur zu besonderen Anlässen der Göttin gespendet wurde. Mit großer Vorliebe suchte der Brombeerstrauch die Ulme. Ihr Stamm gab die notwendige Stütze, um in die Höhe zu klettern.

Nach diesen Ausführungen ist festzuhalten, dass der Weinstock als solcher sehr wohl bei den Kelten bekannt war. Auf alten goldenen, silbernen oder kupfernen Gegenständen, meist zu kultischem Gebrauch, sind manchmal Blätter und Trauben abgebildet. Möglicherweise gab es wilden Wein, den zu veredeln sich nicht lohnte, hätten die heranreifenden Trauben doch unter erheblichem Sonnen- und Wärmemangel gelitten. Die Früchte des wilden Weines überließ man, sofern vorhanden, den Vögeln.

Da der Wein hauptsächlich von Besatzern und Eroberern nach Britannien gebracht wurde - vom europäischen Festland in Schläuchen auch von den Kelten mitgebracht, wenn sie von ihren Kriegszügen heimkehrten - wundert es kaum, wenn man den Weinstock mit einem kriegerischen, streitsüchtigen Wesen identifiziert. Selbst die so genannte „Weinseligkeit" ist häufig nur eine Vorstufe zu späteren gegenseitigen Anfeindungen der Zecher.

Andererseits kann ein Gläschen Wein beflügeln und ermutigen und den Menschen zu Taten hinreißen, von denen er glaubte, sie nie vollbringen zu können. Eine weitere positive Eigenschaft des vergorenen Rebensaftes erkannte man ebenfalls sehr schnell, nämlich seine Fähigkeit zu stärken und zu heilen. So ist die Liste seiner Nachteile nicht eben klein, aber die Vorteile überwiegen bei weitem. Der Wohlgeschmack, der so unterschiedlich sein kann, die wundervollen Farben, die im Glas wie Gold funkeln können, oder sein leuchtendes, sattes Rot, das wie das Feuer eines Rubins das entzückte Auge trifft. All das machte den Wein zur Labe und zur Kostbarkeit. Ein Getränk, würdig der Großen und Edlen - ein wahrer Göttertrank - und in Maßen genossen ein Geschenk des Himmels, herzerwärmend und den Geist befeuernd. Eine mäßige Menge wird jeden Zank vergessen lassen, wird die Dinge wieder zurechtrücken. Die im Wein verborgene Wahrheit kann hervortreten, sich mit der Weisheit und Güte des Herzens verbinden und zum Segen im menschlichen Miteinander werden.

Das muss auch Edward Bach so erkannt haben. Aus der Betrachtung der keltischen Mythen auftauchend, sah er den Christus beim Abendmahl, als er seinen Jüngern den gewandelten Wein darbot. Er setzte damit ein Zeichen für einen neuen Anfang, für den Beginn einer neuen Zeit, da der

Sohn als liebender Mittler zwischen der Menschheit und dem Vater sein Werk tun würde. In der Wandlung des Weines zeigte sich Jesus als der Gesalbte, der mit Geduld weiterhin lehren würde, wie groß Gottes allumfassende Liebe ist. Die heilende Kraft des Weines veränderte das zürnende Antlitz des alttestamentarischen Gottes in das liebevoll strahlende Gesicht des gütigen Vaters. In solcher Betrachtungsweise verliert sich der Aspekt, den der Wein auch haben kann: Zerstörerisch, verdummend und gewalttätige Tyrannei fördernd.

Edward Bach ließ die Essenz „Vine", wie schon das Blütenmittel „Olive", ebenfalls von Freunden in Italien herstellen. Er dachte es für jene Menschen, die nicht verstehen konnten, dass ein jeder sein Recht auf den eigenen Lebensweg und die eigenen Fehler hat. Die Blüte des Rebstockes „Vine" erlöst den an Herrschsucht Leidenden, auf dass er mit seinen Führungseigenschaften - die in jedem Menschen mehr oder weniger vorhanden sind - dient. Er wird zwar einen Weg weisen, aber nicht darauf beharren, dass diese Richtung auch eingeschlagen wird. In der Therapie mit „Vine" gewinnt man die Erkenntnis über die Gotteskindschaft eines jeden Menschen, ohne Ausnahme. Es kommt für den Einzelnen allein auf die Weisung an, die ihm vom Himmel gegeben wird, und der man sich tunlichst fügen sollte, um dem Rad der Wiedergeburt zu entgehen.

EINIGE ALTE REZEPTUREN

Wein galt und gilt als Trägersubstanz für Drogen, die aus unterschiedlichen Pflanzen gewonnen werden.

Gekochte Weinblätter wurden zur Behandlung von Wunden verwendet, weil sie sich unter dieser Maßnahme schneller zusammenzogen, was die Heilung beschleunigte. Culpeper legte auf eine heftig entzündete Stelle ebenfalls gekochte Weinblätter, die aber mit einem Gerstenbrei gefüllt waren. Heute ist bekannt, welch hoher Anteil an Zink in der Gerste enthalten ist, im Gegensatz zu anderen Getreidearten. Ebenso enthält die Gerste reichlich Jod. Bekanntlich hat Letzteres eine desinfizierende Wirkung. Zink wird gerne bei Hautverletzungen eingesetzt. Es nimmt die Rötung und hilft, neue Zellen aufzubauen. (Penaten-Creme für den wunden Baby-Po enthält einen ausgewogenen, zulässigen Anteil Zink!)

Frischgepresster Traubensaft ist vitaminreich und kalihaltig. Seine harntreibende und abführende Wirkung haben alle schon einmal kennen gelernt, die um die Zeit der Weinlese in süddeutschen Landen ein Glas „Suser" getrunken haben.

Traubensaft ist anerkanntermaßen blutreinigend. Es gibt Empfehlungen, auch bei bedrohlichen Krankheiten, zwar zu fasten, aber dennoch Trauben zu essen, und zwar ausschließlich und reichlich.

Bei Nierenerkrankungen, Reizungen der Harnwege und der Blase wird eine Traubenkur dem Übel abhelfen. Meine Mutter, die aus einem kleinen Ort in Süddeutschland stammte, war bis zu ihrem zwölften Lebensjahr Bettnässerin. Meine sehr strenge Großmutter schlug das arme Kind nicht nur, sondern hängte auch das beschmutzte Bettzeug aus dem Fenster, damit die Tochter nicht nur zum Gespött der sechs Geschwister wurde, sondern auch noch den Hänseleien der Nachbarn ausgesetzt war. Endlich kam Rettung. Eine Tante nahm meine Mutter in den großen Ferien zu sich und gebot ihr, von den Trauben im Weinberg des Onkels so viel zu essen, wie sie täglich schaffen konnte. Meine Mutter erzählte später immer wieder, sie hätte am Ende von der Süße der vielen Trauben einen völlig wunden Gaumen gehabt. Aber ins Bett gemacht habe sie danach nie mehr. Da heutzutage immer mehr Kinder, auch Erwachsene, bettnässen, möge dieser Exkurs gestattet sein.

Über die hervorragenden Qualitäten des Weines, der für Hildegard von Bingen eines der wichtigsten Stärkungs- und Heilmittel ist, kann man in ihren Büchern viel nachlesen. Bei ihr wird der edle Tropfen nicht nur getrunken, sondern auf mancherlei Weise mit Pflanzen, Früchten, Fleisch und Getreide zubereitet. Aber Hildegard kannte auch die Auswüchse, die das Weintrinken mit sich bringt. Da sie immer wieder mahnte, die rechte „discretio", das rechte Maß, in allen Dingen zu halten, sei hier ein Spruch von ihr zitiert, der heiter klingt und doch ernst gemeint ist.

„Wasser ohne Wein macht stumm,
das lehren im Teiche die Fische.
Wein ohne Wasser macht dumm,
das zeigen die Herren am Tische.
Weil ich keines von beidem will sein,
mische ich Wasser unter den Wein."

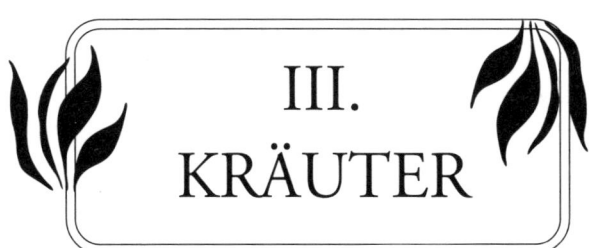

III.
KRÄUTER

Kräuter - was charakterisiert sie? Im Lexikon heißt es: "Im Unterschied zu den Bäumen und Sträuchern nicht oder nur wenig verholzte Pflanzen, die am Ende der Vegetationsperiode entweder nach einmaliger Blüten- und Fruchtbildung ganz (einjährige Kräuter) oder bis auf ihre unterirdischen Teile (mehrjährige Kräuter) absterben."

Außerdem wird von heilenden Kräutern häufig die ganze Pflanze und die Wurzel oder Knolle zur Aufbereitung von Arzneien verwendet.

Da Kräutermischungen mit ausführlichen Angaben der Zusammensetzung und Menge bei den Kräutermeistern der keltischen Zeit häufig geheim gehalten wurden, muss als Beweis für ihren Gebrauch und ihre bewusste Wahl durch Edward Bach, besonders für die folgende Teile des Buches, aus vielen Hinweisen und Anmerkungen in der entsprechenden Literatur das Belegmaterial zusammengetragen werden.

DER ODERMENNIG
(BACH-BLÜTE „AGRIMONY")

Der gewöhnliche Odermennig ist und war in fast ganz Europa verbreitet. Am liebsten hält er sich an Weg- und Wiesenrändern auf. Waldränder, Magerrasen und Heideflächen sucht er, um in der Zeit von Juni bis etwa Anfang September seine kleinen, gelben Blüten zu entfalten. Sie bilden am oberen Ende des Pflanzenstängels eine lange Ähre. Aus einer dicht am Boden kauernden Blattrosette erhebt sich das Gewächs und weist mit der Anordnung seiner glockenähnlichen Blüten in den Himmel. So wird sie den Druiden richtungsweisend für die Entwicklung der menschlichen Seele gewesen sein. Aus den Niederungen des mit animalischen Trieben durchsetzten Seins soll sich der Geist in jene Sphären erheben, in denen der Glanz der Götter alle Dunkelheit auslöscht. Allein die Signatur des Odermennig und das leuchtende Gelb seiner Blüten - Gelb gab stets einen Hinweis, dass ein Gewächs mit dem Segen des Sonnengottes und der Großen Göttin erfüllt war - lassen den Schluss zu, dass die Pflanze mit ihrem innewohnenden Heilwesen schon den Kelten diente, zumal sie seit jeher in fast ganz Europa verbreitet war.

Am besten soll das ganze blühende Kraut, ohne seine Wurzel, in den Monaten Juni bis einschließlich Juli geerntet werden. Dies ist auch die Zeit der keltischen Sonnenfeste. Das „Alban Heffyn" (Mittsommer) und das keltische Kornfest „Lughnasadh" dürfen, auch nach heutigem Verständnis, als Sonnenfeste bezeichnet werden.

In der Antike war der Odermennig der Göttin Pallas Athene geweiht. Da in den frühen Zeiten des Keltentums absolute Toleranz gegenüber anderen Religionen mit ihrem Götterhimmel geübt wurde, hat man die Anerkennung des Odermennigs mit seiner Heilkraft gern übernommen. Hinzu kommt, dass "Brigid" eine der mächtigsten und zugleich duldsamsten Göttinnen der Iren war. Als Schutzherrin der Künste und kulturellen Güter erfuhr sie eine tiefe Verehrung. Hierin war sie ebenfalls der griechischen Athene gleichgesetzt. Was liegt nun näher, als die ihr geweihte Heilpflanze ebenfalls anzuerkennen?

Auch die großen Kräuterärzte der Antike, wie Plinius d.Ä. und Galen, bedienten sich des Odermennig und seiner hervorragenden Wirkweisen. Der deutliche Sonnenaspekt der Pflanze, das helle Gelb seiner Blüten, war wohl zunächst der Anlass, sie zur Austreibung melancholischer Zustände einzusetzen. Dass solche vom Stau schwarzer Galle herrührten, hatte man längst entdeckt.

Den immer auf das Aufmerksamste und Schärfste beobachtenden Druiden, von denen viele Ärzte waren, verkündete die feierlich dem Himmelsblau entgegenstrebende Blüten-„Ähre" des Odermennig und seine borstige Blattrosette am dunklen Erdreich mit eigener Sprache ihr Wesen. Sich an das Dunkel schmiegend und der Sonne entgegen wachsend, verriet sie ihre Furchtlosigkeit gegenüber Finsternis und Licht. (Die ist übrigens eine Eigenschaft, die sie als Rosengewächs mit der Heckenrose, der Kirschpflaume oder dem Holzapfelbaum teilt.) Die Angehörigkeit zu den "Rosaceae" und deren spezielle Eigenart hat die Anwendung des Odermennig im körperlichen und seelischen Bereich vorgegeben.

Auch Edward Bach, mit Augen gesegnet, in die das Seelenlicht der Pflanzen einfallen konnte und mit Ohren begnadet, die deren Stimme vernahmen, erfasste die Heilkraft des Odermennig. Im 2o.Jahrhundert lebend, spürte er die heraufziehende Dämmerung in den Herzen. Erst Scheu, dann Angst brachten immer mehr Menschen dazu, hinter ihren verschlossenen Herzenstüren allein verzweifelte Qualen zu leiden. Sie wurde aus Scham verborgen, wegen der vermeintlichen Unfähigkeit, den Alltag mit seinen realen und seelischen Problemen bestehen zu können.

Die Blüten-Essenz „Agrimony", mit der unbändigen Kraft, zwischen der Dunkelheit der Erde und dem gleißenden Himmelslicht zu bestehen, zu gedeihen und zu vermitteln, öffnet Fenster und Tore der Seele. Nun sieht sich der Mensch nicht mehr genötigt, dem Mitmenschen auszuweichen und, sich verstellend, das innere Leid zu verstecken. Der Mensch ist nämlich nicht geschaffen, ein Einzelgänger zu sein. Die Göttin näherte sich einst dem einsamen Adam, die Engel sind berufen, nicht nur den Herrn zu begleiten. Schmetterlinge umgaukeln die Blumen, der Wind flüstert mit dem Laub der Bäume, Meereswellen rollen mit ausgebreiteten Armen dem Strand entgegen. Alles durchdringt einander, und erst in dieser Durchdringung wird die Ganzheit zur Vollkommenheit. Auch dies ist altes keltisches Wissen.

Unter dem heilenden Einfluss von Odermennig wird sich der erlöste Mensch dennoch nicht wahllos mit allem und jedem vertraulich einlassen; da aber seine Seelenaugen nun geöffnet sind, wird er eine für ihn angemessene Wahl treffen. Er wird wissen, wo in einer Begegnung Distanz gewahrt bleiben will oder wo Vertrauen die Basis für einen freundschaftlichen Austausch der Seelen bildet. In einer solchen Klarheit erweist sich Angst als gar feiger Geselle. Am Ende kann er nicht anders, als sich im Glanz der Helligkeit verflüchtigen. Im Schutze einer Zweisamkeit oder Gemeinschaft einander zugetaner Menschen kann jedermann Zuflucht und Heil finden.

Einige alte Rezepturen

Wenn Edward Bach die Blütenanordnung seines „Agrimony" an eine Kirchturmspitze erinnerte, dachten die Völker alter Zeiten bei dem Anblick wohl eher an eine Speerspitze. Darum behandelten die Angelsachsen klaffende Speerwunden unter anderem auch mit diesem Kraut. Gerbstoffe, Bitterstoffe, Schleimstoffe und ätherische Öle sind die wichtigsten Inhaltsstoffe des Odermennig. Aber auch die Kieselsäure, die ebenfalls einen heilenden Einfluss, besonders auf eiternde Wunden ausübt, darf nicht vergessen werden.

Ein alter Volksname dieser Heilpflanze ist „Griechisches Leberkraut". Das besagt, wie früh bereits diese kurierende Wirkung den Ärzten bekannt war. Mit einem Teeaufguss ging man Leber- und Galleerkrankungen an, aber auch Magen- und Darmbeschwerden sowie Fieber konnte man mit dem Heiltrank vertreiben.

In ländlichen Gegenden empfehlen die Kräuterweiblein noch heute einen Odermennig-Tee bei Milzleiden, Leberverhärtung und Durchfall. Um einen Badezusatz zu erhalten, brüht man etwa eine halbe Tasse des Krautes mit einem halben Liter Wasser auf, lässt sie gut fünf Minuten ziehen und gibt den Aufguss dem Badewasser zu. Man behauptet, dies heile nicht nur Wunden, sondern auch Krebsgeschwüre würden sich zurückbilden. Wer Krätze hat, den Tee trinkt und ein entsprechendes Bad nimmt, soll ebenfalls von dem lästigen Übel befreit werden. Aber hier muss ausdrücklich gewarnt werden. Krätze fällt unter die Krankheiten, die im Bundes-Seuchen-Gesetz vermerkt sind. Diese Erkrankungen müssen unbedingt dem Amtsarzt gemeldet werden. Eine Tee- und Badebehandlung mit Odermennig kann allenfalls als Begleittherapie betrachtet werden und bedarf dringend der Absprache mit dem behandelnden Arzt.

TAUSENDGÜLDENKRAUT
(BACH-BLÜTE „CENTAURY")

Es gibt mehrere Arten des Tausendgüldenkrautes. Das von Edward Bach gewählte ist das „Centaurium erythea". Auch hier steht man wieder einem sehr alten Heilmittel gegenüber, das bereits in der griechischen Mythologie seine Erwähnung findet. Der alte Name des Krautes lautete „Chironia". Der berühmte Zentaur, Chiron, entdeckte die Heilkraft dieser Pflanze und verwendete sie. Er selbst erlitt eine schwere Verwundung am Fuß durch einen Giftpfeil des Wasserschlangen-Ungeheuers Hydra. Chiron, der im Gegensatz zu den anderen Zentaurn, die halb Mensch, halb Pferd sind, ein sanftes, den Menschen zugeneigtes Wesen besaß und mit einer Geduld gesegnet war, die seinen wilden Artgenossen völlig abhold war, konnte jedoch den Wundschmerz nicht ertragen. Deshalb zog er es vor, sich von seinem irdischen Leben zu trennen. Er wanderte zu den Sternen, verband sich mit ihnen und ist seither als Sternbild Schütze am Himmel zu betrachten. Chiron, als Heilerplanet, hat erst in jüngerer Zeit seine Anerkennung gefunden. Er ist der „verletzte Heiler", der in jedem Horoskop vertreten ist. Er steht für die tiefen Verletzungen der Seele, die am Ende nicht geheilt, wohl aber akzeptiert werden können. Chiron war schließlich bereit, seine Wunden und den Schmerz anzunehmen. Erlösung fand er erst, als er seine Unsterblichkeit und seinen Platz auf Erden aufgab. An ihm hatte sich das Erlösungswerk des Heilmittels „Centaury" vollzogen: Er hatte seine Grenzen erkannt, sie anerkannt und schließlich die für ihn beste Lösung gewählt.

Das kleine, bescheidene Tausendgüldenkraut sucht seinen Standplatz auf Trocken- und Halbtrockenrasen, versteckt sich im Gebüsch und erscheint ebenso gerne auf Waldlichtungen und Wiesen. Da es recht klein ist und seine Blüten nur an sonnigen und warmen Tagen öffnet, wird es sich dem Auge des Wanderers leicht entziehen, obwohl die fünfsternigen rosa Blüten von ungewöhnlicher Leuchtkraft sind. Die Blütezeit ist von Juni bis September, wobei es auf die herrschenden Temperaturen ankommt. In kühlen Sommern wird die Pflanze für kürzere Zeit ihre Blumenaugen geöffnet haben.

Die im Tausendgüldenkraut enthaltenen Bitterstoffe waren seit der Antike als Wundkraut und Gegengift bei Tierbissen geschätzt. Die großen Ärzte der Antike, wie Dioskorides und Galen, kannten dieses sehr bitter schmeckende Enzian-Gewächs - in diese Gattung gehört das "Centaurium erythea"- als ein den stockenden Gallefluss oder den stagnierenden Fluss der Monatsblutung anregendes Mittel. Eine andere Besonderheit des Tausendgüldenkrautes ist seine Fähigkeit, Augenkrankheiten zu heilen. Auch daran sind die druidischen Ärzte und die Kräutermeisterinnen der Priesterinnen nicht vorübergegangen. Die weiten Öd- und Heideflächen, von heftigen Winden und Stürmen durchbraust, haben den Wanderern oder Reitern manche Bindehautentzündung eingebracht, selbst wenn die Damen, besonders die Priesterinnen, ihre Gesichter verschleierten und die Ritter ihr Visier herunterklappten. Es bedarf keiner blühenden Phantasie, sich die Entwicklung eines Augenleidens dieser Art durch die Umstände vorzustellen. Auch die oft tagelangen, manchmal Wochen dauernden Reisen und Unterkünfte in undichten Zelten und zugigen Herbergen haben allein schon für diese Augenerkrankung gesorgt.

Es muss auch nicht immer wieder betont werden, dass Überfälle, Kriege und wandernde Völker zwar viel Leid und Ungemach mit sich brachten, aber mit der Toleranz fremdem Wissen und Glauben gegenüber, zumindest in der frühen keltischen Geschichte, wurden einige dieser Inhalte auch übernommen. Die Druiden erkannten in der Durchdringung des Irdischen und Kosmischen eine Ganzheit, die alle Menschen und alles Leben einschloss. Mit dieser Philosophie war es im Grunde unmöglich, die Weisheiten fremder Völker, so sie dem Ganzen dienten, nicht zu akzeptieren.

So weihten die Germanen dieses Kraut wegen seiner rötlichen Blütenfarbe dem Donnergott Thor (Donar), den man in Begleitung feuriger Blitze kannte und dessen eigenes, glühendes Temperament in seinem roten

Bart zum Ausdruck kam. Die Germanen meinten, fast alle Krankheiten hätten ihre Ursache in elendem Gewürm, das an den Eingeweiden nage. Noch heute leiden Menschen, besonders Kinder, häufiger an Würmern. Die Kleinen machen dann einen blassen, erschöpften und lustlosen Eindruck.

Eine Verbindung vom blitzenden Donnergott zur Gefahr durch Blitzeinschläge ist leicht herzustellen. So rieben die Germanen als Schutz gegen die Brände des Krieges ihre Waffen mit der Pflanze ein. Das sollte sie auch gegen eine Übermacht stärken.

Auch die Hitze, die eine Fieberkrankheit dem Körper antut, sollte nicht unerwähnt bleiben. Da warf man ein Zweiglein des Tausendgüldenkrautes auf die Glut des Kohlebeckens, um die Luft im Krankenzimmer zu erfrischen. Man würde heute lieber ein Fenster öffnen, aber in früheren Zeiten wurden diese Öffnungen mit Tierhäuten oder Brettern im Herbst abgedichtet. Erst im Frühjahr, wenn die Lüfte lauer wurden und die Sonne kräftig schien, entfernte man diesen Dauerschutz wieder.

Noch heute gibt es im Süddeutschen einen Spruch, der besagt: „Was bitter ist im Mund, ist dem Magen gesund." Ein Aufguss aus dem ganzen Kraut, das zu den reinen Bitterstoffdrogen zählt, wärmt und stärkt den Magen, auf dass er die Nahrung besser verdauen und auswerten kann. Beeinträchtigungen im Verdauungssystem waren früher recht häufig, auch wenn sie andere Ursachen hatten als heute beim Fast Food-Essen. Besonders in Winterzeiten war das Angebot spärlich. War die vorangegangene Ernte mager ausgefallen, herrschte Hunger und man behalf sich zum Beispiel mit Mehl aus Rosskastanien, das man zwar durch langes Ausspülen halbwegs genießbar gemacht hatte, das aber nicht die gleiche Bekömmlichkeit hatte wie das gute Gersten- oder Hafermehl. Auch wurde in das Brot zuweilen feingehäckseltes Stroh gemengt, was nicht einmal einem „normalen" Magen zuträglich sein kann. So gab es auch damals schon viele Menschen mit einem „schwachen" Magen. Da die Druiden und Priesterinnen viel um die Seelen wussten und auch, wie sich seelische Missstände durch körperliche Übel ausdrückten, gaben sie einen Tausendgüldenkraut-Tee auch dann, wenn ein Mensch der inneren Erwärmung und Stärkung bedurfte.

Gefühle haben eine körperliche Resonanz, sagt die moderne Psychosomatik, aber das Wissen ist uralt und hat in den archaischen Zeiten mehr Anerkennung gefunden als heute, da wir uns jenen Erkenntnissen vorsichtig wieder nähern.

Die äußere Erscheinung des Tausengüldenkrautes, sein kleiner Wuchs, aber die leuchtende Strahlkraft seiner Blüten, gaben Edward Bach die Bestätigung, dass es mit der Botschaft der Tradition über die Heilkraft dieser Pflanze seine Richtigkeit hatte. In seinem Leben als Arzt und Forscher in London, das er 1930 aufgegeben hatte, waren ihm durch Beobachtungen seiner Patienten die Zusammenhänge zwischen seelischen Befindlichkeiten und körperlichen Krankheiten klar geworden. Seine Forschungsarbeit auf dem Gebiet der Darmbakterien hatte ihm bestätigt, dass sich Schwächen und Mangelzustände auch im Verhalten der Kranken ausdrückten. So wusste er, hinter einem so genannten „schwachen Magen" stand ein Mensch, der in seiner „Ich-Schwäche" Schwierigkeiten hatte, sich gegen Anforderungen abzugrenzen. Solche Menschen sind meist die Packesel in Familie und Beruf und nicht selten werden sie wegen ihrer demütigen Haltung, mit ihrer Maxime, sich niemals zu verweigern, gering geschätzt. Alle Magenkranken haben eine ähnliche Persönlichkeitsstruktur: Äußerlich leisten sie Verzicht und sind bescheiden. Dennoch quält sie der Ehrgeiz, allen Anforderungen gerecht zu werden, ohne etwas über die eigenen Bedürfnisse und Wünsche verlauten zu lassen. Man fühlt sich klein und will dennoch etwas darstellen. Darum schlucken solche Menschen jede Kränkung und jede Ungerechtigkeit hinunter. Diese Kost, die dem ohnehin schwachen Magen schwer zu schaffen macht, oder besser gesagt, dem Menschen, dem die Stärke fehlt, sich zu verweigern, wo die eigenen Lebensbedürfnisse verleugnet werden müssen, vermittelt Aggressionen, die aber niemals zugegeben werden.

Bei allem bescheidenen Schein ist das Kraut doch in der Lage, viel Kraft und Stärke zu vermitteln, jenen die seelisch und körperlich überlastet sind und an nervöser Erschöpfung leiden.

Edward Bach ermahnte die Menschen immer wieder, bei aller Nächstenliebe und bei allem Opfermut stets die eigenen Grenzen zu erkennen, zu respektieren und zu verteidigen. Schließlich muss ein jeder Mensch in seinen eigenen Schuhen durch das Leben gehen, das ihm gehört und dessen Aufgabenbewältigung nur ihm gestellt wurde.

Keiner, der dient, sollte jemals die Anbindung an seinen geistigen Ursprung vergessen. Dies bedeutet, sich immer daran zu erinnern, mit den ihm vom himmlischen Vater geschenkten Talenten zu wuchern.

Bach stellte die Blütenessenz „Centaury" mit der Sonnenmethode her und verordnete sie all jenen Menschen, die Kraft benötigten, um „Nein" zu sagen, wo ein „Nein" am Platz ist.

Einige alte Rezepturen

Culpeper verschrieb das Kraut, wie seine angelsächsischen Vorfahren, gegen „böse Würmer". Wegen seines bitteren Geschmacks wurde das Kraut auch als Fiebermittel verwendet, weil man hoffte, mit ihm die viel teurere, aber ebenfalls sehr bittere Chinarinde ersetzen zu können. Das Tausendgüldenkraut ist in seiner Wirkung in diesem Falle der Chinarinde allerdings unterlegen.

Pfarrer Kneipp schätzte das Tausendgüldenkraut ebenfalls bei Magen- und Verdauungsbeschwerden. Am wirksamsten ist ein Tee, für den zunächst das klein geschnittene Kraut kalt ausgezogen wird. Diesen Ansatz lässt man sechs bis zehn Stunden stehen, um es dann auf Trinktemperatur zu erwärmen und vor den Mahlzeiten ungesüßt eine Tasse voll auszutrinken. Bei Verwendung einer bitterstoffhaltigen Droge ist es unsinnig zu süßen. Der Geschmack lässt sich nicht überdecken, aber Zucker oder Honig würden schnell zur Übersäuerung des Magens führen.

Ein altes Hausmittel ist ein Tausendgüldenkraut-Wein. Pfefferminze und das Tausendgüldenkraut - von jedem 3o Gramm - und eine ganze, ungespritzte Zitrone, die mit der Schale zerschnitten wird, alles zusammen mit einem Liter leichten Weißweines übergießen. Beiseite gestellt, muss das Ganze zehn Tage lang durchziehen. Danach wird abgeseiht und die Flüssigkeit in kleine Flaschen abgefüllt. Bei Bedarf, also wenn es darauf ankommt, einen geschwächten Patienten zu stärken, den Appetit wieder anzuregen, die Verdauung zu fördern oder eine aufgeregte Galle zu beruhigen, trinke man vor den Hauptmahlzeiten ein Gläschen dieses speziellen Magenbitters. An den bitteren Geschmack gewöhnt man sich bald. Er verhindert auch ein „Zuviel". Natürlich darf man diesen Arzneiwein auch vorbeugend und regelmäßig zu sich nehmen, dann erliegen weder Seele noch Körper der Gefahr, schwach zu werden.

HERBSTENZIAN

(BACH-BLÜTE „GENTIAN")

Es gibt weltweit, wie man inzwischen entdeckt hat, etwa 180 Enzianarten, die einander zum Teil stark ähneln. Selbst dem Fachmann fällt es zuweilen schwer, die einzelnen Enziangewächse zu unterscheiden. Viele Kräuter dieser Art können sehr alt werden, manchmal leben sie fünfzig Jahre. In den Hochgebirgslagen hält er sich tief wurzelnd im Erdreich fest und widersteht, hingeduckt an seinen Platz, heftigsten Unwettern. Auch die Kälte kann ihm nicht viel anhaben. Als Kind des Saturn, jenes gestrengen Planeten, dem das Unerbittliche, Harte und Trotzige eigen ist, behauptet er sein Dasein auch bei unwirtlichsten Umständen. Man darf behaupten, die Pflanze behält den Überblick, lässt sich nicht unterkriegen und nicht entmutigen, wodurch sie die Kraft hat, jedes Jahr erneut mit gelben, blauen, oder purpur-violetten Blüten, je nach Art, ihr Dasein anzuzeigen.

Unter den vielen Sorten wählte Bach den Herbstenzian aus, der in England heimisch ist. Von den saturnischen Eigenschaften, die zu seiner Gattung gehören, hat dieser Enzian viel eingebüßt. Seine gelben Wurzeln können nur einen Winter überdauern. Seine Blütezeit dauert von August bis Oktober, und er muss sich nicht in Hochgebirgslagen flüchten, um seinen besten Standplatz zu finden. In Europa gibt es genügend gebirgige Gegenden, und die Heilkraft des Enzians wurde im 2. Jahrhundert v. Chr. durch den illyrischen König Gentius, der dem Kraut den Namen gab, bekannt. Dem Vernehmen nach bekämpfte er mit ihm in Kleinasien erfolgreich den Ausbruch einer Pest. Man muss nicht besonders gutgläubig sein, um eine solche Wirkung für möglich zu halten. Der Enzian wirkt unter anderem auch antiseptisch, weswegen er als Gegengift nach den Bissen tollwütiger Hunde und gefährlicher Schlangen geschätzt wurde. Auch als Fiebermittel und durch seine Fähigkeit, Würmer zu vertreiben, erhielt das Heilkraut viel Lob. Natürlich war der Enzian auch als Magenmittel anerkannt. Er wurde in der Antike sogar so sehr als Heilmittel begehrt, dass man ihn in den Alpen fast ausgerottet hat. Gefährdet ist er immer noch. Man stellte ihn inzwischen unter Naturschutz. Da er aber für die Schnapsbrennerei benötigt wird, baut man für diesen Zweck Kulturen an.

Es ist abzulesen, dass dem Enzian als Bitterkraut eine ähnliche Heilwirkung wie dem Tausengüldenkraut in den „Apotheken" der antiken und druidischen Ärzte zugeschrieben wurde. Wenn heute altes Schrifttum zur Verfügung steht, wird man staunend gewahr, dass der Gebrauch des Enzians als Heilpflanze in vielen Kulturen der Erde bekannt gewesen ist. Warum also dann nicht den cymrischen Vorfahren Edward Bachs, warum nicht ihm als Waliser, dem im Gespräch Pflanzen-Devas die alten Geheimnisse anvertrauten?

Da der Enzian auch in Britannien heimisch war und ist, wäre es nahezu absurd zu behaupten, die Kelten hätten sich seiner heilenden Kräfte nicht bedient.

Edward Bach, obwohl er immer wieder betonte, er verstünde nichts von Astrologie, muss dennoch zumindest eine oberflächliche Kenntnis von den Einflüssen der Planeten und Gestirne auf bestimmte Pflanzen gehabt haben. Immerhin war die Zeit der astrologischen Kräuterärzte noch nicht vergangen. Es gibt sie auch heute noch. Das Saturnische des Enzian wird dem walisischen Arzt nicht entgangen sein. Die Mächte des Saturn in ihrer Negativität - wie dunkle Schwermut, Zweifel bis hin zu Schwarzmalerei und einem Gemüt, das sich nicht in Freiheit entfalten kann, sondern mit bleierner Kraft niedergedrückt wird -, waren ihm bekannt. Vom zauberhaften Rot-Violett der Enzianblüte, das dem Auge des Arztes ein Abbild der Morgendämmerung und ein Gruß der untergehenden Sonne war, die das Tagewerk dankbar abschließt, ließ er sich wohl als Erstes leiten. Aber auch wie die Pflanze, dicht am Boden hockend, sich dennoch einen Platz suchte, von welchem aus sie das Leben ringsumher überblicken konnte. Den in England heimischen Herbstenzian fand Edward Bach Ende September 1931, als er die karstigen, kalkigen Hügellandschaften der Grafschaft Kent durchstreifte. Er wusste sofort, dass die zarten, sternförmigen Blüten in ihrem vollendeten und positiven Ausdruck die saturnischen Blockaden eines Menschen würden heilen können. Er stellte seine Essenz mit der Sonnenmethode her, wozu er einzelne Blüten von den Spitzen der Stängel pflückte.

Im frühen Frühjahr desselben Jahres hatte er den Heiler „Water Violett" entdeckt. Er spürte damals, dass die nächste Pflanze, die er suchen und finden musste, ein Enzian sein sollte. Betrachtet man das Seelenwesen beider Pflanzen, stellt man fest, wie trefflich sie einander ergänzen können.

Bach sagte, die Heilkraft seines „Gentian" würde helfen, Entschlossenheit zu bewahren und glücklicher und hoffnungsvoller zu sein, auch wenn der Himmel einmal bewölkt ist. Er versprach dem Leidenden, das Heilmittel würde jederzeit Ermutigung bringen. Das Tröstlichste aber in Bachs Aussage ist wohl, dass es kein Versagen gibt, für keinen Menschen, wenn er sein Äußerstes gegeben hat. Es ist dabei gleichgültig, wie das Resultat für andere aussehen mag.

Einige alte Rezepturen

Der astrologische Kräuterarzt Culpeper nannte den Herbstenzian „Gelwort" oder „Felwort", was mit „Gallwurz" übersetzt wird. Das Rötliche der Blütenfarbe bewog ihn, die Signatur als einen vom Mars gefärbten Saturn zu bezeichnen. Dadurch erkannte Culpeper die Fähigkeit des Krautes, mit seiner Wurzel den Gallenfluss anzuregen und das Fieber zu bekämpfen. Legte man die Wurzel in Wein, ließen sich Magenverstimmungen, Seitenstechen und Schlappheit vertreiben. Auch der Kälte sollte dieser Trank den Garaus machen; und Hochgebirgler nehmen noch immer gern ein Stamperl Enzian zu sich, wenn sie im Winter heimkehren. Das bittere Kraut und das Wurzelpulver gemischt und nach entsprechender Aufbereitung als Tropfen verabreicht, brachten einen Ohnmächtigen schnell wieder zu Bewusstsein. Man konnte Kraut und Pulver als Brei auch nach Bissen giftiger Tiere auflegen.

Hildegard von Bingen benutzt zwar den „gelben Enzian", aber seine Wirkung wird der des Herbstenzians ähneln. Sie sammelt das Kraut vor und während der Blütezeit und benutzt auch die Wurzel. Allen, die unter starken Herzschmerzen leiden, empfiehlt sie, eine Suppe aus „Dinkelgries" zu kochen. Ist die Suppe auf dem Teller, streut man einen halben bis einen Teelöffel Enzianpulver (Kraut und Wurzel) darüber. Man kann von solcher Suppe ein- bis zweimal täglich etwas essen. Hildegard mahnt noch, die Suppe solle in jedem Fall frei von den so genannten „Küchengiften" wie Lauch, Linsen, Schweinefleisch und Aal sein, damit die Mahlzeit ihre volle, gesundheitsfördernde Wirkung entfalten könne.

DAS SCHOTTISCHE HEIDEKRAUT
(BACH-BLÜTE „HEATHER")

„Das Heidekraut spendete Trost,
Die anderen versöhnend."
(Câd Goddeu)

Man vermutet, das „Câd Goddeu" sei ein altes walisisches Rätselgedicht, in welchem in verschlüsselter Form, Aussagen einer Druiden-Schule über die den Bäumen und Sträuchern innewohnenden Geheimnisse festgehalten sind.

Dem Heidekraut hätte in diesem Buch auch ein Platz unter den Sträuchern eingeräumt werden können, zumal es auch im keltischen Baum-Alphabet seinen Platz hat und für den Selbstlaut „U" (Ura, die Heide) steht. Im Gallischen gibt es eine Heidegöttin, die den Namen „Uroika" trägt. Man vermutet, diese Göttin sei verwandt mit der dreifaltigen Riesin aus der irischen Sage, die ihren Sitz im Schoß der Berge zur Blütezeit des Heidekrautes einnimmt.

Von Portugal bis hoch hinauf nach Schottland finden sich weite Flächen öder, unfruchtbarer Landschaften, die mit der Besenheide bedeckt sind, einem Kraut, das nicht höher als fünfzig Zentimeter wird. Wenn aber von Juli bis Anfang Oktober die zahllosen Blüten aufbrechen, dann ist es, als entschuldige sich der magere, sandige und saure Moor- und Kiesboden beim Betrachter, in dem er ihm mit purpur-violetter Farbenpracht das Auge verwöhnt.

Das Kraut verflicht sich zu dichten Matten, die Wurzeln verfilzen zu einem festen Teppich, aus dem Heidebauern alle paar Jahre die so genannten „Plaggen" stechen können, die dem Vieh als Streu dienen. Dieses „Heidekrautgewebe" benutzt man aber auch, um Dächer von Hütten und Ställen zu decken. Nun könnte man meinen, ein Gewächs, das sich zu einem so undurchdringlichen Ganzen zusammendrängt, wäre ein soziales Wesen, das die Gemeinschaft liebt. Dem ist aber nicht so. Die anderen, noch zu beschreibenden Eigenschaften des Heidekrautes überwiegen bei weitem und lassen den Schluss zu, das Gewächs stehe für Einsamkeit und Stille, fernab dem Getriebe menschlicher Siedlungen.

In der Blumensprache bedeutet das Tragen eines Zweiges des Heidekrautes, dass der Mensch keine Gesellschaft mag, denn „die Heide steht gerne in der Wildnis und wohnt nicht gerne bei anderen Gewächsen". (So die sinngemäße Übersetzung eines alten Spruches.)

Menschen, die dem Stress des Alltages entfliehen wollen, sollten einmal, ganz allein, eine Wanderung durch die Einsamkeit einer Heidelandschaft an einem klaren, hellen Tag unternehmen. Das Licht und die Stille werden den Spaziergänger umarmen, werden seine aufgebrachten Gedanken zähmen. In diesem Meer der inneren und äußeren Ruhe kommt der Augenblick, in dem die Persönlichkeit dem höheren Selbst begegnen kann - manches Mal nach langer Zeit wieder.

Einen beinahe legendären Ruf hatten in allen Zeiten die Schäfer. Über die weiten Heide- und Weideflächen treiben sie gemächlich ihre Herden und man sagt, sei die Anzahl der Tiere auch noch so groß, ein Schäfer wisse sofort, wenn eines fehlt. Nicht umsonst wird auf christlichen Darstellungen der „gute Hirte" Jesus mit einem Lamm auf seinen Schultern dargestellt. In einem Gleichnis lehrt er, dass der gute Hirte, so er bemerkt, wenn eines seiner Schäfchen abhanden gekommen ist oder sich verirrt hat, zuweilen sein Leben in Gefahr bringt, um das verlorene Tier zurückzuholen. Der einzige Gefährte des Schäfers ist sein Hund. In dieser einsamen Zweisamkeit erweitern sich die Sinne, und der Hütende vernimmt die Stimmen der Natur. Auf diese Weise erreichen ihn Botschaften aus anderen Welten. Es wird berichtet, Schäfer hätten oftmals das zweite Gesicht. Überhaupt gelten die „Heidjer" als Spökenkieker, und wer eine Zeit in ihrer Nähe gelebt hat, wird am Wahrheitsgehalt solcher Erzählungen nicht zweifeln.

Das Wort "Besenheide" (Calluna vulgaris) besagt auch etwas über die Verwendung des Krautes. Der Gattungsname „Calluna" kommt aus dem Griechischen und bedeutet: „Fegen, reinigen oder verschönern." In der Tat band man das Reisig der Heide zu Besen, mit denen man die Böden der Stuben sauber machte und somit den Wohnraum verschönerte. Wenn die

Pflanze auch am besten auf Ödflächen gedeiht, bedarf sie doch reiner Luft, klaren Lichtes und braucht unbedingt sauberen Sandboden. Auf Müllhalden wird man das Heidekraut nicht finden, und in abgasgeschwängerter Luft wird es erst gar nicht den Versuch unternehmen, sich niederzulassen. Ein Geschöpf der Reinheit ist es demnach, was ihm dann auch den Ruf als so genanntes „Beschreikraut" verschaffte. Damals, wie auch heute noch in einigen Gegenden, hielt man es für möglich, von übel gesinnten Menschen mit heimlichen Verwünschungen oder gar Flüchen belegt zu werden. Wer unter einer solchen schwarzen Magie zu leiden hatte, dem pflegte häufig nichts mehr im Leben zu gelingen. Das Unglück in vielerlei Gestalt suchte ihn heim. Manchmal ereilte ihn nach einer Krankheit, gegen die kein Kraut gewachsen schien, sogar der Tod. Das Heidekraut konnte hier Abhilfe bringen. Man kochte einen Absud aus ihm, badete den mit üblen Flüchen Verunreinigten in dem Wasser und schüttete es dann fort. So nahmen Heidekraut, Wasser und die gütige Erde die bösen Bannungsworte samt ihren schlimmen Folgen weg. Der also Befreite konnte, wie neugeboren, seinen Lebensweg wieder unbeschwert fortsetzen.

Einst war man überzeugt, die Besenheide könne, wegen der ihr innewohnenden Reinigungskraft, auch giftiges Natterngezücht und raubgierige Wölfe von den Häusern und Gehöften abhalten, wenn man ein Heidekrautbüschel in das Geäst des Hofbaumes band. Die darin hausenden Elstern würden das unholde Getier mit ihrem Geschrei vertreiben.

An einem frühen Herbstmorgen des Jahres 1933 war es, als Edward Bach zum ersten Mal seine Blütenessenz „Heather" mit der Sonnenmethode herstellte. Die kleinen Blüten haben die Kraft, intensiv Sonnenenergie zu speichern, und Bach rät, ihre Blüten mittags, wenn die Sonne am höchsten steht, zu sammeln. Dann sind in ihnen alle Energien des lichtdurchfluteten Kosmos und die Liebeskraft der erwärmten Erde vereinigt.

Nora Weeks berichtet, Bach habe eine Freundin gehabt, die nicht allein sein wollte und nur in Gesellschaft anderer Menschen glücklich war. Er erkannte diese Bedürfnisse als Blockade und fragte sie, welche Pflanze oder welcher Baum ihr am besten gefalle. Die spontane Antwort lautete: „Wenn

113

die Heide in voller Blüte steht, dann geht mir das Herz auf." Es wird nicht so gewesen sein, dass der Arzt erst durch diese Antwort auf das Heidekraut als Heilmittel gekommen ist. In seiner Kenntnis der alten, anerkannten keltischen Heil- und Zaubermittel, mit seinem Herzen tief verwurzelt in den Mythen der cymrischen Vorfahren, bedurfte er nur der Bestätigung von der Patientin für das, was er ohnehin im Sinn hatte.

Der blockierte Heather-Typ ist nicht in der Lage, in der Stille sein Inneres aufzusuchen. Für ihn liegt dort Ödland, ist karger Boden und herrscht unheimliches Schweigen. Verzweifelt versucht ein derart Leidender seiner seelischen Armut zu entfliehen, indem er die Liebe und Zuwendung, nach der er selber dürstet, wie die harte Wintererde nach dem Frühlingsregen, anderen Menschen aufdrängt. Viel Lärm macht er um alles, was er tut, damit seine Bedürftigkeit durch Lob und Dank seiner Mitmenschen getröstet wird. Aber solche, ewig Aufmerksamkeit heischende Menschen vereinsamen erst recht, weil sie die Nerven der anderen strapazieren und kaum zu ertragen sind. Einsamkeit ist genau das, was den Heather-Typen am meisten kränkt. Er braucht das Gefühl, mit einer klaren, hellen Kraft, die durchpulst ist von der Liebe des Schöpfers zu allem Sein, eine in ungetrübter Reinheit verbundene Einheit zu sein. Dann zerfließt alles Erstarrte und das zwanghaft nach Liebe Strebende wird geheilt. Die Heide kann im Menschenherzen erblühen, und ein ruhiger Fluss von Geben und Nehmen wird den erlösten Menschen von seiner Einsamkeit weg, in die ihn ein neurotisches und ichbezogenes Verhalten gebracht hat, hin zu der beglückenden Erkenntnis führen, dass alles Eins mit dem Einen ist.

EINIGE ALTE REZEPTUREN

Die walisischen Myddfai-Ärzte bereiteten aus den Zweigen des blühenden Heidekrautes einen Tee, der verbrauchte Nervenkräfte stärken sollte. Das Getränk half auch Patienten, die nach einer langen Krankheit nur zögernd genasen, schneller ihre Gesundheit wiederzugewinnen.

Mittelalterliche Kräuterbücher beschwören das Heidekraut als ausgezeichnetes Blutreinigungsmittel, als „vürtrefflich arztenei bei Blasen- und Nierensteinen, Rheuma und Gicht".

Auch Pfarrer Kneipp erkannte diese Heilwirkung an und riet, bei oben genannten Leiden, einen Tee aus Heidekrautblüten zu trinken. Dabei hob er noch die lindernde und heilende Wirkung bei Ekzemen hervor, wobei der Tee sowohl getrunken als auch zu Umschlägen und Waschungen verwendet werden kann. Dies ist sein Tee-Rezept: „Ein bis zwei Teelöffel Heidekraut (oder ein Teelöffel Heidekrautblüten) werden mit einem viertel Liter kochendem Wasser übergossen und 1o Minuten ausgezogen. Nach dem Abseihen eine Tasse Tee lauwarm und schluckweise trinken, zwei- bis dreimal täglich. Diesen Tee kann man auch zu Umschlägen und Waschungen benutzen. Bei Schlafstörungen trinke man diesen Tee, aber nur aus Heideblüten hergestellt und mit Honig gesüßt."

Der Apotheker Mannfried Pahlow warnt vor einem Zuviel des wohlschmeckenden Getränkes. Es verursacht dann nämlich Magenbeschwerden.

DER WILDE ACKERSENF

(BACH-BLÜTE „MUSTARD")

Auch hier begegnet man wieder einer Heilpflanze, die bereits den großen Ärzten der Antike bekannt waren. Das Kraut ist noch in fast ganz Europa verbreitet und dort, wo Ackerbau betrieben wird, hält es sich besonders gern auf.

Ackersenf ist ein Kreuzblütler. Diese Pflanzen sind die großen Liebhaber des in der Natur fast überall vorkommenden Schwefels. Dieses Element findet sich im Meerwasser oder lagert sich in den tiefen Schichten des Erdreiches ein. In allen Lebewesen, auch im Menschen, ist Schwefel Bestandteil des Leben tragenden Eiweißes.

Auch der wilde Ackersenf gehört zu den so genannten „Pionierpflanzen", lehrt Wolf-Dieter Storl, und wo der Boden mager, wo er versalzen ist, wie an den Küsten der Meere, breitet er sich mit seiner elementaren Lebenskraft aus. Die Kreuzblütler tragen die Kraft der Sonne in sich - der Ausdruck „Sulphur" setzt sich zusammen aus dem lateinischen Wort „sol", das „Sonne" bedeutet und dem Verb „ferre" für „tragen". Sie sind sozusagen „Sonnenträger", und mit ihrer Aufgabe, Leben zu vermitteln, zu erhalten und zu stärken, breitet sich das Kraut in Gegenden aus, wo das Wetter häufig unfreundlich und kalt ist. Darum sind diese „Schwefelkräuter" in den nördlichen Regionen bis hin zum Polarkreis besonders üppig vertreten. Es ist, als wollten sie durch ihr dortiges Auftreten Menschen und Tiere für die Sonnenarmut entschädigen. Mit dem eindringlichen Gelb ihrer Blüten, die in ihrer Vielzahl auf den Böden wie ein dicht geknüpfter Teppich aus Sonnenlicht wirken, nehmen sie einer Landschaft, die von düsteren Wolken verschattet ist, das Beklemmende und Deprimierende; und bei einem solchen Anblick von herabgestiegenem Licht muss sich einfach jedes verdunkelte Gemüt aufheitern lassen.

Die keltischen Heilkundigen, mit ihren gut ausgebildeten Fähigkeiten, mit allem Sein in der Natur eine Verbindung aufzunehmen, spürten den Atem der Sonne und die Schöpferkraft des Himmels in dem Kraut, das mit seiner Höhe von dreißig bis sechzig Zentimetern und der Strahlenergie seiner Blüten auch nicht zu übersehen war. Es lag diesen Kräutermeistern nicht, ihre Entdeckungen nur stückweise zu machen. Sie setzten sich still den Pflanzen gegenüber, versenkten sich in deren Wesen und wurden eins mit ihnen. Dann stellten sie voll Ehrerbietung ihre Fragen, und die Pflanzen-Devas gaben liebevoll ihre Geheimnisse preis. Dass solchen, oft durch Zeremonien eingeleiteten Gesprächen innige Danksagungen folgten, lässt sich in Kenntnis druidischen Brauchtums ohne weiteres folgern. Selbstverständlich interessierte man sich, auf welche Weise Heiler und Ärzte anderer Völker mit den Pflanzen umgingen. Die Arroganz und Ignoranz, die heutzutage in den unterschiedlichen medizinischen Fachbereichen zur Schau getragen wird, war den Kelten unbekannt, passte nicht zur Duldsamkeit, die den Volkscharakter prägte. „Man muss das Rad nicht zweimal erfinden", war sicher einer ihrer Grundsätze, wenn der Gedanke wohl auch nicht auf diese Weise zum Ausdruck kam.

Allen sulfurischen Pflanzen wohnt eine gewisse Schärfe inne, wobei sich diese Schärfe nicht nur in einem, sondern in allen Pflanzenteilen, einschließlich der Wurzel oder Knolle, versammelt. Die Blätter des wilden Ackersenfes lassen sich als schmackhaftes Gemüse verwerten oder sind eine verfeinernde Salatbeigabe, die das Essen bekömmlicher und erfrischender macht. Diese aufmunternde Wirkung wurde besonders geschätzt, wenn man damals auch noch nicht um den hohen Vitamin-C-Gehalt dieser Pflanze wusste.

Auch die Heilkraft des wilden Ackersenfes wurde genutzt. Er war nicht nur Gewürz, sondern die Samenkörner wurden gemahlen, in warmem Wasser gelöst oder in Wein ausgelaugt. Man nahm etwas davon nach reichlichem Genuss von Fleisch oder Hülsenfrüchten zu sich. So wurden die Speisen ohne Beschwerden verdaut.

Bei den Bauern ist der Ackersenf höchst unbeliebt, überwuchert er doch zuweilen die sprossende Saat und behindert mit seiner unbändigen Wachstumsenergie und strahlenden Lebensfreude das erste schüchterne

Hervortreten junger Pflänzchen. Aber am Ende macht der Ackersenf in seiner Zuneigung allem Leben gegenüber Platz und wird nicht ersticken, was dem Dienst an den Menschen entgegen strebt.

Nebenbei sei angemerkt: Die Druiden würden niemals eine Pflanze als „Unkraut" gescholten haben, ein Wort, das die Hybris der Natur gegenüber dem modernen Menschen in den Mund legt. Ihre Fähigkeit, sich in alles Sein als ein Ausdruck des Großen Einen einzufühlen sowie die Fähigkeit, Schwellen zu anderen Welten überschreiten zu können, die uns heute verborgen sind, erfüllte sie mit Ehrfurcht und Dankbarkeit allem gegenüber, dem sie begegneten. Was sich den Kelten, den Priesterinnen oder den Druiden nicht als Nahrung oder Heilmittel offenbarte, das wies den Weg zur Allmacht der Götter, war Anlass zur Verehrung des Ganzen, dem alles angehörte.

Die oben beschriebene Leuchtkraft des wilden Ackersenfes wird auch Edward Bach zuerst angezogen haben. Noch im Jahre 1935, als sein großes Werk fast vollbracht war und seine Kräfte sich dem Ende näherten, fand er dieses Kraut. Den Alchemisten galt der Schwefel als Zeichen der befreiten Seele. Bach, mit seinem inzwischen überaus verfeinerten Gespür, wusste, dass seine Seele sich bald ins Licht emporschwingen würde. An seine Mitarbeiter schrieb er, sie auf jenen Augenblick vorbereitend, dass für alle Menschen der Zeitpunkt käme, da man in eine „uns unbekannte Welt abberufen wird". Es wird ihn nicht Angst überschattet haben, aber wohl manchmal ein Anflug von Betrübnis, wenn er daran dachte, die Menschen, die er liebte, verlassen zu müssen. Doch dann erhellte sich sein Gemüt wieder und er spendete sogar Trost, indem er darauf hinwies, von „Drüben" bei der Verbreitung seiner Heilmethode besser helfen zu können.

Die Behandlung körperlicher Leiden mit den Kräften des Ackersenfes war ihm vertraut, er musste dazu nicht auf die Kenntnisse der Myddfai-Ärzte zurückgreifen. Aus der umfangreichen Literatur, die es über Bach gibt, ist bekannt, dass er sich auf dem Gebiet der Darmbakteriologie mit seinen Forschungsergebnissen, die noch immer unbestritten sind, einen Namen machte. Durch seine Erkenntnisse war er zu dem Schluss gekommen, dass Menschen, die an Beschwerden im Verdauungsbereich litten, immer besondere, negative Gemütsverfassungen zeigten. Chronische Verstopfungen gehen mit Pessimismus und Misstrauen einher, Leberleiden verstecken sich hinter Depressionen und Stauungszustände im Bauchraum sind quälende Begleiterscheinungen von Sorgen und Verzweiflung. Alle diese Beschwerden lassen sich mit Hilfe des wilden Ackersenfes zumindest lindern, wenn nicht sogar heilen. Edward Bach vertrat aber die Meinung, dass der Leidende zuerst die Harmonie in seiner Seele wieder herstellen und den Fehler finden müsste, der diese Unordnung heraufbeschworen hatte. Erst dann, so lehrte er - und die Praxis hat es vielfach erwiesen - ist eine dauerhafte Heilung möglich.

Am Ende seines Lebens, immer inniger verbunden und aufgeschlossen dem kollektiven Wissen seiner keltischen Vorfahren gegenüber, offenbarte sich Edward Bach beim Anblick des blühenden Ackersenfes auf einer weiten Fläche dessen Deva. Er kündete von der Schwefelkraft, die Licht und Wärme schenkt. In diesen gesegneten Strahlen schmelzen Weltschmerz und Schwermut dahin, wandelt sich Trübsal in Zuversicht und Traurigkeit in Freude. Die Blüten des wilden Ackersenfes stellten sich Bach als Lieblingskinder der Sonne und des Lebens vor; und so neigte er sich in Dankbarkeit und Demut vor dem Deva. Sein Heilmittel „Mustard" hinterließ er für all jene, die an Phasen der Schwermut und Verzweiflung leiden. Zeitweise ist ihnen, als überschatte eine kalte und dunkle Wolke ihr Leben und verberge ihrer Sicht alles Licht und alle Lebensfreude. Zu manchen Zeiten erscheint es diesen Leidenden ausgeschlossen, jemals wieder glücklich oder fröhlich zu sein.

Nicht immer liegen die Ursachen für das Auf und Ab, für das Hell und Dunkel eines Gemütes auf der Hand. Sie müssen auch nicht unbedingt ihre Begründung in einem gestörten Stoffwechsel haben. Reinkarnationstherapeuten wissen um Befindlichkeiten unserer Seele, die ihre Begründung in vergangenen Leben haben. Hier darf die Blüten-Essenz „Mustard" eingesetzt werden. Die noch im Ätherischen vorhandene Kraft des Sulfur kann selbst Leiden heilen, die der Mensch vor Äonen erlitten hat.

Der Gebrauch heilsamer Senfumschläge war schon Hippokrates bekannt. Senfmehl wurde als Breiumschläge, später als Pflaster bei Rheuma, Ischias und Muskelschmerzen verwendet. Die sich entwickelnde Hitze unter derartigen Auflagen half auch bei Durchblutungsstörungen. Bei solcher Anwendung musste man recht vorsichtig sein. Wer eine empfindliche Haut besaß, hatte hinterher nicht nur die erwünschte Rötung, die eine normale Reaktion der Körpers zeigte, sondern einige Kranke wiesen Brandblasen auf, die dann recht schmerzhaft waren.

Senföl, der Samen des Krautes, besteht aus 40% Öl und hat eine antiparasitische Wirkung. Als Einreibemittel wirkt es gegen Nesselsucht, Ekzeme und Pilzinfektionen. Wahrscheinlich wusste man in früherer Zeit noch nicht, welche Beschwerden Pilzinfektionen den Menschen machen können und wie hartnäckig sie sich halten. (Auch Pilzerkrankte leiden häufig an einem Auf und Ab ihrer Stimmungen. Es geht der böse Spruch: „Wenn die Welt einmal im Feuerhagel untergehen sollte und alles Leben vertilgt wird, parasitäre Pilze bleiben am Leben."

Astrologische Kräuterärzte, wie der schon mehrfach erwähnte Culpeper, verordneten gemahlene Senfkörner, die, mit Honig vermengt und zu kleinen Kügelchen gerollt, am Morgen nüchtern verzehrt werden sollten. Wem diese Arznei zuwider war, der konnte sich diese merkwürdige Paste unter die Nase reiben oder die Schläfen damit bestreichen. Die Schärfe des Senfes würde den Geist beleben und erwärmen. Das Rezept mag seltsam anmuten. Immerhin kannte man weder Kaffee noch Tee, um einen Morgenmuffel auszutreiben.

Mannfried Pahlow gibt in seinem Buch „Meine Hausmittel" eine Anleitung für eine Senfauflage. Es ist noch nicht so lange her, dass man weder Antibiotika noch Sulfonamide kannte. Damals war eine Lungenentzündung oder eine langwierige, hartnäckige Bronchitis immer eine lebensbedrohende Krankheit. Eine Senfauflage war das Mittel der Wahl.

Eine Hand voll Senfkörner werden in einem Mörser zerstoßen, mit drei bis vier Esslöffeln heißem Wasser übergossen - dann abwarten. Nach kurzer Zeit entsteht ein beißender Senfölgeruch. Entweder tränkt man nun ein Tuch mit der Flüssigkeit oder streicht den „Senfbrei" auf ein Tuch. Dieses wird auf die nackte Brust gelegt, die man zudem noch mit einem warmen Schal umwickelt. Nach etwa zwanzig Minuten ist die Haut stark gerötet, spätestens dann muss der Wickel entfernt werden. Meist spürt der Patient sofort, dass sich der Husten löst und die Krankheit abzuklingen beginnt. Bei Bedarf kann ein Senfwickel jeden zweiten Tag wiederholt werden.

Kinderhaut ist übrigens sehr empfindlich. Möchte man dem kleinen Patienten mit einem Senfwickel Erleichterung verschaffen, sollte man vorher die Haut mit einer sehr fetten Salbe schützen und die Einwirkzeit erheblich verkürzen. Bei den ersten Anzeichen einer Hautrötung muß man die Senfauflage entfernen.

Senf ist eines der gesündesten Gewürze überhaupt. Senf, zum Essen genossen, entlastet den Kreislauf, besonders von älteren Menschen, während des Verdauungsprozesses. Auch als Appetitanreger spielt er eine ausgezeichnete Rolle. Zum Entsetzen mancher Eltern „naschen" ihre Kinder am Senftopf. Man sollte es ihnen nicht verbieten, sondern lieber beobachten, ob der „Suppenkasper" mit der Zeit nicht doch einen gesunden Hunger entwickelt. Das Senfgeschlecke hört dann von alleine auf.

Senföl ist ein gutes Mittel, um zu inhalieren. Im Wasserdampf wirkt es auf die sensorischen Nervenendungen des Trigeminus. Es erleichtert den Schmerz bei Mittelohrentzündungen, bei Mandelentzündungen und schmerzhaften Zuständen in der Nase und den Nebenhöhlen.

Wem die Anwendung von Senfkörnern oder Senfmehl wegen der möglichen Hautreizungen zu unsicher ist, der kann auch auf das homöopathische Mittel „Sinapis nigra" zurückgreifen. Es tut eine gute Wirkung bei Schnupfen, Heiserkeit und Heufieber. Kündigen sich diese Symptome durch eine trockene Kehle oder trockene Nasenlöcher an, ist es möglich, den Ausbruch der Krankheit zu verhindern. Mannfried Pahlow empfiehlt eine Potenz von D3 bis D6. Andere Homöopathen raten zu einer C3. Auf jeden Fall sollte der Rat eines Fachmannes eingeholt werden.

DAS EISENKRAUT

(BACH-BLÜTE „VERVAIN")

Das Eisenkraut wurde bei den druidischen Heilwissenden dem Element Luft zugeordnet. Man kurierte damit vorzugsweise Erkrankungen der Atemwege, wie Erkältungen, Grippe, Husten, Lungenentzündungen und Asthma. Aber auch Mundkrankheiten versuchte man mit Extrakten des Eisenkrautes beizukommen, denn die Mundhöhle ist die Pforte, durch welche die Atemluft einströmen kann. Auch Schlaflosigkeit gehörte zu den Übeln, die man mit Hilfe des Eisenkrautes vertreiben wollte. Wenn man bedenkt, dass die alten Weisen die Überzeugung vertraten, der Ätherleib verlasse im Schlaf den Menschen, um sich durch die Luft an ferne Orte zu begeben, ist die Anwendung eines „Luftkrautes" zur Beseitigung von Schlafschwierigkeiten nicht abwegig.

Das Eisenkraut brachte man mit geheimnisvollen Kräften in Verbindung. Die keltischen Druiden machten sich das besondere Potenzial der Wurzel zunutze. (Unter anderen trägt es heute noch den Namen "Druidenkraut".) Sie stellten zum Beispiel Salben her, und wer sich mit dieser Salbe einrieb, dem heilte bald alles Leiden ab. So wundersam wirkte das Mittel, dass es hieß, man könne damit alles erreichen. Diese magischen Möglichkeiten der Pflanze erstreckten sich nicht nur auf die Tatsache, sie könne alle Krankheiten vertreiben. Man beschwor auch, sie könne Freundschaften stiften. Schenkte jemand einem anderen Menschen eine Wurzel des Eisenkrautes, die nur unter sehr erschwerten Umständen ausgegraben werden konnte, dann lässt sich denken, dass das Überreichen einer solchen Kostbarkeit einen Freund gewann.

Mit Hilfe der Verbena wurde das Los geworfen und auch wahrgesagt. Um aber an die Pflanze zu gelangen, ohne ihre unirdischen Kräfte zu zerstören, musste man besondere Rituale beachten.

Heilige Kräuter, als eines von ihnen galt das Eisenkraut den Druiden, durften niemals mit Eisen in Berührung kommen. Sie bedienten sich, wie an anderer Stelle erwähnt, silberner oder goldener Werkzeuge. (Eine aus Edelmetall geformte Sichel trugen sie stets am Gürtel.) Bevor man nun zu einer Zeremonie schritt, unterzogen sich die Druiden und Priesterinnen einer inneren und äußeren Reinigung, denn diese heiligen Pflanzen standen unter dem besonderen Schutz und Segen der Götter. Wenn alle Voraussetzungen erfüllt waren, versöhnte man die Erde zunächst mit Wachs- und Honigopfern. Die Bienen wurden zu den außerordentlich heiligen Tieren gezählt, weil man ihrem Schoß ein Heiligtum entnahm. Das Wichtigste aber war stets der Zeitpunkt für diese Rituale, an dem die Grabungen nach der Wurzel des Eisenkrautes stattfinden sollten. Zunächst war festgelegt, dass weder die Sonne noch der Mond ihr Licht auf die Erde verströmen sollten. Das Schwierigste im Falle der Verbenenwurzel aber war, den Augenblick zu treffen, da der Sirius während der so genannten „Hundstage" über den Horizont steigt. Diese Tage liegen in der Zeit vom 24. Juli bis 24. August. Fast gleichzeitig mit der Sonne schiebt sich dann der Sirius über den dünnen Strich, der Himmel und Erde voneinander trennt. Es blieben den Druiden demnach nur knappe Minuten, um das heilige Kraut samt Wurzel zu gewinnen. Die Pflanze blüht etwa von Juli bis September, und so kamen nur die ersten frühherbstlichen Tage infrage, in denen Sirius kurz vor der Sonne erscheint.

Das Sternbild des Orion wird durch den Himmelsäquator zweigeteilt. Deshalb ist es nahezu von jedem Punkt der Erde aus sichtbar. Der Gürtel des großen Jägers zeigt zum hellen Aldebaran, in der anderen Richtung zum noch helleren Sirius. Es ist kompliziert und würde hier zu weit führen, zu erläutern, inwieweit ägyptischer und keltischer Götterglaube und magisches Denken miteinander verflochten sind. Es ist der Forschung gelungen, nachzuweisen, dass die Druiden hervorragende Astronomen und Astrologen waren, die zum Beispiel den augenblicklichen Zeitpunkt, während sie nachts zum Himmel schauten, genau am Lauf der Sterne ablesen konnten. Es ist auch bekannt, wie sehr das alte Wissen, auch unterschiedlicher Völker, in den jeweiligen Mythen eine Entsprechung besaß. Was diese geheimen, okkulten Bräuche der Druiden betrifft, so ist tatsächlich sehr wenig übermittelt. Allein in bestimmten Tonfolgen suchte man magische Energien zu manifestieren, darüber zu reden war aber nicht etwa unschicklich. Schweigen wurde allein deshalb bewahrt, weil man wusste, das gesprochene Wort verliere seine Macht. Deshalb wurden zum Beispiel Planeten, Sterne oder Sternbilder auch nicht mit einem konkreten Namen belegt. Der Polarstern, damals wie heute ein bedeutender Wegweiser für jeden Wanderer, ob zu Wasser oder zu Land, wurde im Altirischen mit „réalta eolaìs" umschrieben. Das bedeutet einfach „Stern des Wissens". Von den Ägyptern allerdings ist der Glaube überliefert, die Verstorbenen würden sich zum Orion und zum Sirius begeben, dort mit neuer Lebenskraft erfüllt werden, um zu gegebener Zeit zurückzukehren. Wird nun die Verbindung zwischen dem Aufgang des Sirius, der Grabung nach der Wurzel des Eisenkrautes und der überwältigenden Heilkraft der Pflanze hergestellt, so kann es keine Schwierigkeiten geben, den Grund für das druidische Ritual zu verstehen.

Das Eisenkraut, mit seinen behaarten Blättern und den kräftigen, buschigen Stielen, wächst aus einem winterharten Wurzelstock. Sähe man nicht die zarten, kleinen, blasslila Blüten, würde man den Charakter der Pflanze einseitig als „kriegerisch" abtun. Hier stellt sich aber ein deutlicher Widerspruch vor, der sich auch im blockierten Seelenzustand des Vervain-Typen zeigt.

Das Eisenkraut trägt auch den Namen „Verbena". Er entstammt dem Keltischen und bedeutet „Steinfeger". Diesen Namen erhielt das Kraut, weil es während uralter indogermanischer Zeremonien genutzt wurde, um Opfersteine oder Altartische mit heiligem Quellwasser oder dem Blut von Opfertieren zu besprengen. Damit säuberte man die heiligen Stätten von unguten Schwingungen und hielt unwillkommene Geister und Dämonen fern. Nur dann, meinte man, könne das Göttliche herabsteigen. In Wales heißt diese Pflanze „Devil's Bane" (Teufelsbann) und wurde noch bis vor kurzem in mondlosen Herbstnächten gesammelt. Druiden trugen einen Zweig des Eisenkrautes im Haar, um fremden Zauber abzuwehren, und die Stirn der Orakelpriesterin war meist mit einem Kranz aus blühendem Eisenkraut umwunden.

Diese Geschichten und Legenden waren auch Edward Bach nicht fremd. Aus der Signatur der Pflanze, dem harten, borstigen Kraut, das mit einem Anschein von Trotz seine Blumen behütet, las er die Heilwirkung auf die Seele des Menschen ab Mit eiserner Disziplin gegen sich und andere wird der „Vervain-Typ" seine Ideen durchsetzen und für das Erreichen seiner Ziele kämpfen. Aber er verfolgt damit keine egoistischen, gar menschenfeindlichen Anliegen. Die zarte Blüte drückt aus, dass es ihm um das Wohl des Ganzen geht, um eine Entwicklung der Menschheit, die zu mehr Spiritualität, mehr Frieden und mehr Nächstenliebe führt.

Im Herbst 1930, eben in der Jahreszeit, da der Hundsstern als erstes Licht über den Horizont steigt und dem Wissenden sein uraltes Geheimnis verkündet, Tote wieder lebendig zu machen, sprach der Deva des Eisenkrautes zu Edward Bach. Danach kehrte er heim mit seinem Heiler „Vervain", der so machtvoll ist, den Fanatismus eines Menschen zu maßvollem Idealismus zu wandeln. So kann er seine Energie liebevoll und dennoch gezielt für eine große Aufgabe einsetzen

---

EINIGE ALTE REZEPTUREN

Man sammelt das ganze Kraut und hängt es, am besten gebündelt, an der Luft auf. Trockene, helle Dachböden eignen sich gut. Bitterstoffe, Gerbstoffe, Glykoside und Schleim lassen es mit an die erste Stelle aller Wundheilkräuter treten. Edward Bach benutzte in einem besonders schweren Fall von Fingerversteifung eine Lotion, der er ein paar Tropfen seiner Vervain-Essenz zufügte. Die Verletzung des Patienten war so gravierend, dass von Seiten der Schulmedizin Heilung nicht für möglich gehalten wurde. Dennoch war der Daumen nach einigen Tagen wieder voll beweglich, die schwere Brandverletzung heilte fast spurlos ab.

Alten Kräuterbüchern zufolge ist mit dem Eisenkraut die Behandlung und Beseitigung fast aller Störungen möglich. Inzwischen meint man, größtenteils bessere Drogen zu haben. Man sollte aber die Verbena mit ihren uralten, magischen Kräften, die wohl von den Wesen des Sirius zu den Menschen gebracht wurde, trotzdem nicht außer Acht lassen.

Die strenge Disziplin, ein Charakteristikum des Eisenkrautes, macht sich auch in seiner Heilkraft bemerkbar. Alles Weiche, Auseinanderfließende zügelt es. Hildegard von Bingen verwendet es darum auch bei Wundeiterungen und Abszessen. Auch ein hartnäckig quälender Zahnschmerz wird gelindert oder verschwindet. Zu den anderen Indikationen gehören Gürtelrose, das Wundliegen Schwerstkranker, Brustentzündung und offene Beine.

Hier eine Anleitung für eine Eisenkrautpackung:

Frisches oder getrocknetes Eisenkraut sammeln und je nach Größe der Entzündung die Menge bestimmen. Das Kraut in Wasser etwa fünf Minuten kochen. Ein frisches, möglichst steriles Stück Leintuch auf die entsprechende Stelle legen und das gekochte, leicht ausgedrückte, körperwarme Eisenkraut darauflegen. Diese Auflage ist bei Bedarf zu erneuern, wobei stets frischgekochtes Kraut zu verwenden ist.

Hildegard von Bingen rät:

„Wenn jemandem die Kehle aufschwillt, wärme er mäßig Eisenkraut in Wasser und lege es so mäßig warm auf seine Kehle und binde ein Tuch darüber, und dies tue er, bis die Schwellung verschwindet." Es wird behauptet, man könne damit auch erste Anzeichen eines Kropfes behandeln.

Culpeper vermischte Schweineschmalz mit Vervain und behauptete, diese Salbe helfe „bei Geschwülsten und Schmerzen in den geheimen Teilen der Anatomie".

Eine Anleitung, um einen Eisenkraut-Tee zuzubereiten, sollte hier nicht fehlen.

Zwei gehäufte Teelöffel des Krautes werden mit einem viertel Liter kochendem Wasser übergossen, um dann fünf Minuten zu ziehen. Der Tee kann innerlich und äußerlich seine Verwendung finden.

In der Homöopathie wird eine Urtinktur aus der frischen, blühenden Pflanze hergestellt. Dieses Homöopathikum „Verbena" wird bei Schlaflo-

sigkeit, Nervenleiden, Epilepsie und bei Nieren- und Gallensteinen eingesetzt. Auch in einer Verdünnung bleibt die beruhigende und entkrampfen-
de Wirkung der „Verbena" erhalten.

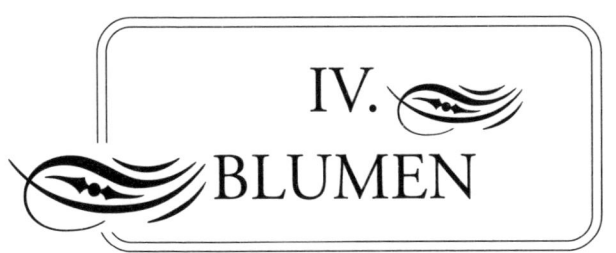

IV.
BLUMEN

Was im Folgenden als „Blumen" angesprochen wird, sind zum Teil die Blüten von Sträuchern, Halbsträuchern oder Schlingpflanzen. Es sind aber jene Gewächse, die mit einem eindringlichen Blütenzauber die Aufmerksamkeit des Betrachters auf sich lenken.

Auch die Kelten, obwohl in der Literatur zuweilen als wild und grausam beschrieben, waren nicht nur für die Natur, mit der Fülle ihrer Geheimnisse, offen, sondern es war ihnen durchaus gegeben, auch die vordergründigen Schönheiten anzuerkennen.

Es ist durchaus vorstellbar, dass gerade durch eine farbenprächtige, duftende Einladung der Pflanze sich eine Ahnung bei den Heilkundigen entwickelte, wie bereit ihr Pflanzen-Deva sei, seine Segnungen zum Wohle der Menschen preiszugeben.

Es werden nachstehend auch Blüten erwähnt, die ihren Ursprung nicht direkt im Keltischen haben, aber in ihrer von Edward Bach erkannten Spiritualität ihren berechtigten Platz in diesem „Tanz der Blüten" haben.

DAS DRÜSENTRAGENDE SPRINGKRAUT (BACH-BLÜTE „IMPATIENS")

Das Springkraut wurde erst 1830 in England eingeführt und ist ursprünglich im Himalaya zu Hause. Inzwischen verbreitet es sich mit Ungestüm, als könne es gar nicht erwarten, der Flora in seinem „Gastland" einen deutlichen Stempel aufzudrücken. Das liegt wohl an den reifen Kapseln dieser Pflanze, die bei der leisesten Berührung ihren Samen weit von sich schleudert, gleichsam ihre Ungeduld bekundend, mit der sie sich möglichst rasch verbreiten will.

Die Blüte, so man sie bei sich trug, schützte vor Verhexung, indem sie signalisierte: „Bleib mir vom Leib!"

In der alten, astrologischen Kräuterkunde stellte man das Springkraut unter die Patenschaft des Merkur, dem alles Eilige, Luftige zu Eigen ist. Dass dieser schnelle Planetenbote unter anderem gestaute Körperflüssigkeiten wieder zum Fließen bringt, da das Bewegte sein Charakteristikum ist, lässt sich leicht nachvollziehen.

Es kann über eine Verwendung der Pflanze bei den Druiden nichts berichtet werden, weil sie zu jener Zeit, wie oben erwähnt, in Britannien noch keine Wurzeln geschlagen hatte. Aber Edward Bach wird ein anderes Kriterium gehabt haben, das „Impatiens" zu einem seiner Heiler zu machen. Nora Weeks, seine sachverständige Gefährtin langer Jahre, skizzierte die Fundorte, wo Bach seinen „Good fellows of the fields" begegnete. So gibt es einige Zeichnungen von ihr, die Landkarten durchaus ähnlich sind. Sie berichtete auch, Bach habe das Springkraut an den Ufern der Usk gefunden. An den Ufern dieses Flusses wanderten einst die Druiden, wenn sie sich zu bestimmten Ritualen zur Dracheninsel aufgemacht hatten. Diese Wanderpfade sind in den alten keltischen Überlieferungen beschrieben worden, seit ein Hochdruide den Gebrauch der Schrift erlaubt hatte, damit nicht alle Weisheit in den schwarzen Wogen der nachkommenden Zeit versinken würde.

Es wird auch die blassviolette Blütenfarbe gewesen sein, die Edward Bach, außer dem merkurialen Wesen der Pflanze, eine Andeutung der ihr innewohnenden spirituellen Kräfte vermittelte. Violett weist immer in jene Bereiche, die eine Annäherung durch meditative Versenkung in geistige Vollkommenheit möglich macht. Den Anblick der Blüte hat Bach als Zeichen verstanden, menschliche Ungeduld, die zuweilen einen Anflug von Grausamkeit in sich trägt, zu erlösen. Erlösen zu einem Wesen mit vollkommener Sanftmut und Freundlichkeit, ausgestattet mit einer Christusliebe, die niemals etwas verzeihen muss, weil diese Liebe nicht urteilt und nicht richtet.

EINIGE ALTE REZEPTUREN

In der europäischen Volksheilkunde findet das drüsentragende Springkraut nur wenig Verwendung, obwohl man es durchaus als harntreibendes und abführendes Mittel einsetzen kann. Da es aber bei der geringsten Überdosierung Brechreiz verursachen kann, wendet man sich wegen entsprechender Symptome lieber anderen pflanzlichen Arzneien zu. Eine äußere Anwendung des Springkrautes ist aber bei wässrigen und stark angeschwollenen Insektenstichen ein Mittel der Wahl. Auch bei heftigen, durch die Berührung mit Brennnesseln verursachten Quaddeln oder bei schmerzhaften Hautreizungen anderer Ursache, die beispielsweise ein Badender im offenen Meer durch den Kontakt mit einer Qualle erfahren kann, wirkt eine Auflage aus den zerriebenen Blättern und einigen Tropfen aus den recht fleischigen Stängeln des Springkrautes lindernd und heilend. Eine Aufkochung aus dem frischen Kraut, die man einem Sitzbad zufügt, hilft bei lästigen Hämorridenleiden.

In China ist die „Phönix-Feen-Pflanze" bekannt. Sie ist ebenfalls ein Springkraut und gehört wie dieses in die Familie der Balsaminen-Gewächse. In China wird dieses Kraut „Jixingzi" genannt und bedeutet „Ungeduld". Das beweist, dass die Heilkundigen und Barfuß-Ärzte des Fernen Ostens den Wesenszug dieser Pflanze genauso erkannt haben wie der europäische Mediziner Edward Bach. Die Chinesen finden, dieses Kraut sei gegen viele Leiden gewachsen. Zu ihnen gehören Drüsenentzündungen, Furunkel, Erkältungskrankheiten, Rheuma und Erkrankungen der Haut. Interessanterweise werden mit frischen, zerriebenen Blüten Pilzinfektionen der Haut behandelt. Chinesische Forscher, den Segnungen der Natur viel anerkennender und dankbarer begegnend, haben inzwischen durch Laboruntersuchungen nachgewiesen, dass der Saft ihrer Impatiens-Blüten tatsächlich einen hemmenden Einfluss auf die Ausbreitung von Bakterien hat.

In den Gärten gedeiht heutzutage das fleißige Lieschen. Auch diese hübsche, gern mit reichlich Blüten prunkende Pflanze gehört zur großen Familie der Springkräuter. Wer plötzlich von oben genannten Beschwerden befallen wird, könnte dieses liebe „Lieschen" vielleicht zunächst als Nothelfer einsetzen, bis anderweitig Hilfe erreichbar ist. Man darf sich allerdings vorstellen, dass dieses kleine Springkraut, das genauso dem als Heiler gelobten Merkur anvertraut ist, erste Unpässlichkeiten schnell behebt, bis anderweitig eingegriffen werden kann.

DIE GEFLECKTE GAUKLERBLUME
(BACH-BLÜTE „MIMULUS")

Auch bei dieser Pflanze sind während der Recherchen zu diesem Buch keine ausdrücklichen Hinweise auf eine Verwendung oder Kenntnis in keltischer Mythologie oder Heilkunst aufgetaucht. Eine Erwähnung der Blume sei trotzdem gestattet.

In dem Buch "Die Seelenpflanzen des Edward Bach" erläutert Wolf-Dieter Storl die Zusammenhänge, warum ein Mensch an besonderen Orten spezielle, für ihn wichtige Erfahrungen macht. Alle Kulturen, mit Ausnahme der heutigen, sich am Materiellen ausrichtenden, anerkannten, „dass sich zu besonderen Zeiten, an besonderen Orten, die Ahnen in den Tiefen der Seele als Ahnungen (Inspirationen) offenbaren und dort den Weg weisen können, wo es nach rationalem Ermessen keinen Weg mehr gibt."

1930 verließ Edward Bach London, weil ihm die große Stadt mit ihrem Lärm und ihrer Hektik immer unerträglicher wurde. Menschen, die in ihrer Sensibilität mit feinsten Antennen auch schwächste Schwingungen wahrnehmen, werden unter einem dauernden Beschuss lauter Geräusche und den Vibrationen hastender Massen krank. Wie stets, kehrte er nach Wales zurück und nahm seine Streifzüge durch die Natur wieder auf. So hatte er es bereits als Kind getan, wenn er der Erholung bedurfte. Dieses Mal war er nicht Hals über Kopf geflohen. Er wusste, die echten Heilmittel für seine Kranken konnte er nur in der Natur finden. Da Bach durch jahrzehntelange Beobachtung seiner Patienten zu dem Schluss gekommen war, dass alles körperliche Leiden eine seelische Ursache hatte, musste er Pflanzen suchen, welche über die Kraft verfügten, die seelische Balance wieder herzustellen, indem sie die Erkenntnis vermittelten, welcher einmal erkannte Fehler in sein positives Gegenteil verwandelt werden musste. Er spürte, dass jede Blüte einer Pflanze deren Vollendung war, ihr vollkommenstes Abbild eines Gleichgewichtes zwischen den Kräften des Himmels und den Mächten der Erde. Einen Weg zu finden, gleichsam ätherische Heilkraft zu manifestieren, damit der Kranke sie als Arznei zu sich nehmen konnte, war mit seiner Kenntnis druidischer Heilweisen nicht schwierig. In Wales konnte Edward Bach die Schwingungen seiner cymrischen Ahnen aufnehmen. Wales war für den Arzt ein „morphogenetisches Feld", mit dem er auf Grund seiner eigenen Herkunft mitschwingen konnte. In einem solchen Umfeld können die Vorfahren, die im Blut (genetischer Code) und in den Tiefenstrukturen der Seele stets weiter existieren, erweckt werden. Kommt ein Nachfahre in das Land seiner Abstammung zurück, dann tritt er mit seinem Wesen in Resonanz zu den alten Gefühlen, zu dem alten Wissen, zu den alten Glaubensinhalten. So war es Bach geschenkt, in Wales die Ahnungen und Eingaben zu empfangen, derer er bedurfte, um seine BlütenTherapie zu entwickeln und ihr einen Weg zu bereiten.

Auch sein „Mimulus" entdeckte er am Ufer der Usk, kurz nachdem er das drüsentragende Springkraut gefunden hatte. Er muss sich, wie die Druiden es taten, zuerst nach Westen gewandt haben, jener Richtung zu, wo die Sonne sich in goldenem Glanz von der Welt verabschiedet, um, verjüngt nach der Ruhe der Nacht, ihr schöpferisches Werk von Neuem zu beginnen. Als er so, während seines Weges entlang des Flusses Usk, den auch schon seine druidischen Ahnen genommen hatten, nach Westen schaute, erblickte er die gefleckte Gauklerblume. Erst seit Beginn des 19. Jahrhunderts fühlt sich das zarte Pflänzchen in Europa wohl. Die Blüten, mit ihren kecken, winzigen roten Tüpfelchen, zeigen sich von April bis Oktober. So hat die Pflanze viel Muße, das sich darbietende Sonnenlicht in dieser Zeit in sich aufzusaugen. Storl lenkte den Blick auf das Schelmische, das die ganze Blume zum Ausdruck bringt. In diesem kleinen Schalk würden die ehrwürdigen astrologischen Kräuterärzte wohl die Signatur des Heilers Merkur erkannt haben. Die amerikanischen Cowboys nennen diese Pflanze „monkey flower", was man hier liebevoll als „Äffchenblume" übersetzen darf. Bei den Hindus ist Hanuman der Gott der heilkräftigen Kräuter, der sich in Europa nun in dieser Blume präsentiert. (Mimulus = Gaukler und „guttatus = gefleckt - so der botanische Name.)

Nach dem ersten Anblick der Pflanze ließ sich Bach ganz auf das Wesen dieses Deva ein, der ihm mit so viel Heiterkeit entgegentrat. Durch ihr leuchtend sonnengelbes Kleid mit den zärtlichen roten Pünktchen ließ er sich so erfreuen, dass er augenblicklich alle Last und Sorgen, die ihm das Großstadtleben beschert hatten, vergaß. Damals wie heute sind Ängste die stärkste Blockade, die einen Menschen auf seinem Lebensweg irritieren, einschränken und völlig handlungsunfähig machen können. Bach stellte aus den Blüten eine Tinktur her und ließ sich für deren Einsatz von seinen eigenen Gefühlen leiten. Sofort stellte sich heraus, dass ihm der Deva seines „Mimulus" mit reiner, klarer Wahrheit begegnet war, als er ihm die Botschaft brachte, das Heilmittel jenen Menschen zu verabreichen, die an konkreten Ängsten litten.

Einige alte Rezepturen

Hier sollte man besser von Anmerkungen sprechen, denn für die gefleckte Gauklerblume ist im körperlichen Bereich kein Rezept zur Heilung angeboten.

Das "Mimulus guttatus" ist ein Lippenblütler wie der Fingerhut, das Löwenmaul, die Pantoffelblume oder der Augentrost. Allen diesen Pflanzen ist ein ausführliches Blühen zu Eigen. Sie zeigen ihre Blumen meist in einer verschwenderischen Farbenpracht, was auf eine ätherische Lebenskraft schließen lässt. Ihre Verbindung zum Erdhaften ist nicht ausgeprägt, was im Besonderen ihre Wirkweise auf die Organe ausmacht, welche die Lebensimpulse aussenden. Hierzu gehören in erster Linie Herz, Lunge und Kreislauf. Aber auch die großen und kleinen Drüsen werden angesprochen, ebenso die Ausscheidungsorgane.

Mellie Uyldert, eine Frau mit umfangreichen Kenntnissen über weiße Pflanzenmagie, erinnert daran, dass Frust, Lieblosigkeit, Enttäuschung und die Unfähigkeit, sich anderen gegenüber zu öffnen und sich mitzuteilen, starke Gifte sind, die auf den eigenen Körper zurückschlagen, gleichgültig, ob einem das Leid von anderen zugefügt wird oder man selbst seinen Mitmenschen kränkt. Da helfen die Lippenblütler, wie das Löwenmaul, die versiegelten Lippen zu öffnen. Der zierliche Augentrost wird den Kummer der ungeweinten Tränen verheilen lassen und den Blick wieder erhellen. Fingerhut gibt verstockten Herzen einen sanften Anreiz, ihren Rhythmus wieder zu finden. Die Königskerzenblüten, so offen und freundlich, befreien die Lungen, meint die weise Frau aus Holland. Die Lunge ist das Organ, mit dem der Mensch seine aufgestauten Gefühle befreien kann. Und mit jedem befreienden Atemzug ist der Mensch schließlich in der Lage, sich mit dem Himmel zu einer freudigen Einheit zu verbinden, die jede Angst löscht, weil sie die ersehnte Geborgenheit und den in ihr ruhenden Frieden schenkt.

BLEIWURZ

(BACH-BLÜTE „CERATO")

Nur der Vollständigkeit halber sei dieses Bach'sche Heilmittel hier erwähnt. Erst 1908 wurde diese Pflanze nach England gebracht. Ihrer Heimat ist der Himalaya, und eine von dort zurückkehrende Expedition brachte sie mit.

Kurz nachdem Edward Bach 1930 sein „Centaury" mit der Sonnenmethode potenziert hatte, entdeckte er während eines Spazierganges, in einem seinem Wohnsitz nahe gelegenen Küstenstädtchen, in einem Garten diese kleine Staude, die mit ihren hellblauen, traubenförmig angeordneten Blüten viel Eindruck macht. Er bat, ein paar dieser Blüten pflücken zu dürfen, weil er sofort spürte, dass ihm hier ein neuer Heiler begegnet war.

Das Heimatland der Bleiwurz, die hoheitsvolle Bergwelt des Himalaya mit ihren verborgenen Klöstern, in denen Menschen während einer tiefen Meditation Antworten auf ihre Fragen erhalten oder Einblicke in die Weisheit kosmischer Gesetze erfahren, faszinierte Bach. Es darf, es muss vorausgesetzt werden, dass der Arzt auch dieses Mal wieder Zwiesprache mit dem Deva des „Cerato" hielt und er ihm offenbarte, auf welche Weise die Pflanze mit ihren Heilkräften den Leidenden erlösen könne. Er verordnete anschließend dieses Mittel für jene, „die an ihren Fähigkeiten zweifeln, Entscheidungen und Urteile zu fällen". Solche Menschen quälen andere, indem sie immer wieder dieselben Fragen an sie richten. Sie tun das aber nicht aus Torheit, sondern weil sie noch keinen Zugang zu der Weisheit haben, die als goldenes Licht in allen Menschen schimmert.

Bach äußerte seinen Mitarbeitern gegenüber, er habe sich ausnahmsweise einer nicht heimischen Pflanze zugewandt. Möglicherweise sei diese später durch eine ebenbürtige, aber in England seit Urzeiten wachsende, zu ersetzen. Aber bereits die ersten Anwendungen bei Patienten zeigten einen so überzeugenden Erfolg, dass Bach die Absicht aufgab, die Pflanze durch eine andere austauschen zu wollen.

Auch in den mittelalterlichen Kräuterbüchern ist, soweit in Erfahrung gebracht werden konnte, nichts über Heilanwendungen mit dem Bleikraut oder Hornkraut, wie es auch genannt wird, angemerkt.

In einigen Gegenden Frankreichs, die der Pflanze klimatisch zusagen, benutzt man die Wurzel gegen Zahnschmerzen. Sie hat einen beißenden Geschmack, und dem Pflanzenkundigen drängt sich der Verdacht auf, diese Schärfe spreche für eine keimhemmende Wirkung. Diese Annahme hat sich inzwischen durch entsprechende Untersuchungen erwiesen.

Auch in der ayurvedischen Medizin verwendet man die Bleiwurz, allerdings verwandte Arten. Hier bedient man sich der trockenen, zusammenziehenden und erhitzenden Eigenschaften, um gegen Würmer und Verdauungsschwierigkeiten vorzugehen. Nach Auffassung ayurvedischer Ärzte bietet die Pflanze auch Hilfe bei Fettsucht und Wasseransammlungen im Körper. Man glaubt auch, die Pflanze sei ein Heilmittel gegen Tumore, wobei man wohl eher an gutartige denken sollte.

DER EINJÄHRIGE KNÄUEL

(BACH-BLÜTE „SCLERANTHUS")

Diese Pflanze kann hier ebenfalls lediglich vorgestellt werden, um erneut zu verdeutlichen, dass Edward Bach sich bei der Suche nach seinen Heilmitteln auch auf die Signatur der Pflanze verließ, so ihm die Tradition nichts zu überliefern wusste.

Er entdeckte diese Pflanze im Jahre 1930 am Rande eines Weizenstoppelfeldes und zwar genau an der Stelle, wo im Frühjahr die Säcke mit der Saat gelagert hatten. Dicht an armen, sandigen Ackerböden und auf kargen Heideflächen kriecht das „Hungerunkraut", wie es wegen seiner Bedürfnislosigkeit auch genannt wird, über die Erde. Winzige Blüten ziehen sich als kleines Knäuel scheu in die Blattachsen zurück, gleichsam so, als wollten sie unter keinen Umständen erkannt werden. Auch mit Farbenpracht knausert die Pflanze. Allein durch das vorherrschende Grün verleiht sie ihrer Sonnensehnsucht Ausdruck. Obwohl der einjährige Knäuel zu den Nelkengewächsen zählt, erspart er sich deren Duft und ein das Auge entzückende Band prunkvoller Blüten. Dieses Fehlen jeglicher Verlockung zieht auch keine Insekten an. Wolf-Dieter Storl beschreibt ihr Verhalten, als wehre sie sich gegen den Eingriff des höheren, astralen Prinzips. Jeder Ausdruck dieser Pflanze ist zögernd, zurückhaltend, wobei sie sogar sprunghaft ihren Platz wechselt. Der Wanderer, der sie heute entdeckt hat, darf sich nicht darauf verlassen, sie am nächsten Tag an derselben Stelle wieder zu finden. Dabei wird unklar bleiben, ob sie irgendwelchem Getier als Futter gedient hat oder ob die brennende Sonne eines heißen Sommertages sie ausgedörrt und zum Verschwinden gebracht hat.

Das nach allen Seiten strebende Wachstum, das dem einjährigen Knäuel andererseits auch eigen ist, dabei seine Unentschlossenheit, sich in einer vielfältigen Farbwahl zu zeigen, und der plötzliche sprunghafte Standortwechsel, haben Edward Bach sofort vor Augen geführt, welche Blockaden dieser Heiler zu lösen im Stande ist. Sein Blüten-Mittel „Scleranthus", das er mit der Sonnenmethode potenzierte, sollte der leidenden Seele einen Impuls geben, Unschlüssigkeit und Sprunghaftigkeit in innere Ruhe, Klarheit und kluges Entscheidungsvermögen zu wandeln, was den Leidenden im erlösten Zustand befähigt, Entschlüsse zwar zu überprüfen, aber nicht immer wieder zu verwerfen.

Die aus einem blockierten „Scleranthus"-Zustand sich entwickelnden Krankheitsbilder sind in meinem Buch „Auf sanften Schwingen zur Gesundheit" nachzulesen. Es wird dabei hauptsächlich auf die Einnahme der Blüten-Essenz „Scleranthus" verwiesen.

Über den einjährigen Knäuel als Arznei in Form von Tinkturen, Salben oder Tees ist nichts in der einschlägigen Literatur vermerkt.

WEISSE WALDREBE

(BACH-BLÜTE „CLEMATIS")

Da diese Pflanze Waldböden liebt und auch die alten Baumriesen als Stütze und Hilfe für ihr Wachstum benötigt, darf davon ausgegangen werden, dass die Waldrebe bereits in alter keltischer Zeit in Britannien heimisch war. Außerdem hatten die Druiden einen besonderen Bezug zu den Kletterpflanzen, wie am Beispiel des Geißblattes noch erläutert werden kann.

Die Waldrebe gehört in die Familie der Hahnenfußgewächse, der *Ranunculaceae*, die allesamt Kühle und Feuchtigkeit für ihr Gedeihen benötigen, Voraussetzungen, wie sie in Britannien hervorragend geboten werden.

In den Lianen-Gewächsen ist immer auch ein tierhafter Aspekt vertreten. Wie eine Schlange windet sich die Pflanze an Bäumen empor oder überwuchert größere Sträucher. Sogar mit ihren Blattstielen vermag sie sich überall festzuklammern, um von dort aus unverzagt dem Licht entgegen zu kriechen. Die Blüten dagegen repräsentieren den unschuldigen Aspekt, mit dem es der Pflanze gelungen ist, mit dem eigenen Abbild die Persönlichkeit ihres „Hilfsgesellen" zu überdecken. Das im Wind sanft sich wiegende Gebilde zieht dann den Betrachter in seinen meditativen Rhythmus und schenkt ihm wunderschöne Träume, die durch den zarten Duft der Blüten noch unterstützt werden.

Linksdrehend ringelt sich die weiße Waldrebe um Bäume oder andere Waldbewohner. Genau wie die astrologischen Kräuterkundigen, wussten auch die Druiden, dass solche Kletterpflanzen einen mondhaften Bezug haben, im Gegensatz zu den Rechtsdrehern. Dabei spielt es keine Rolle, ob sie sich in den Erdstrahlen oder den Lebensfeldern der Pflanzen zeigen. Sie bewirken Verstofflichung, Verdichtung, Verkörperung und können bei ausgeprägter Intensität sogar zu Verhärtung führen. Linksdrehende Kraftfelder haben eine gegenteilige Auswirkung. Als auflösend, sich der Realität entziehend, am Ende möglicherweise aus dem Leben führend, werden solche Erscheinungsformen von sensitiven Menschen empfunden.

Es kann hier nur die Vermutung geäußert werden, dass Druiden und Priesterinnen der Anblick einer mit der weißen Waldrebe überwucherten Hecke - oder eines solchen Baumes - den Zutritt zu den Bereichen der Anderswelt erleichtert hat. Das erste Gefühl des Loslösens konnte dann durch die Einnahme von Halluzinogenen weiterentwickelt werden.

Edward Bach wird beim Anblick einer von der weißen Waldrebe verhüllten Hecke eine ähnliche Empfindung gehabt haben wie Generationen keltischer Druiden vor ihm. Auch ihn wird das sanfte, fast feierliche Gewoge in Bann gezogen haben, ihm zugleich das Wissen vermittelnd, dass er einem Heiler gegenüber saß, der mit seinen Mächten fähig war, die Tagträumer, die Lebensflüchtlinge wieder zurück auf den Boden der Tatsachen zu stellen, damit sie ihr Erdenleben getreu dem großen Plan dort verbringen konnten, wo es vom Schöpfer angesiedelt war. Die Waldrebe entwindet sich dem dunklen Waldboden, wobei sie „mondhafte" Kalkböden bevorzugt, und bemüht sich, durch angestrengtes Klettern, ihre Blüten dem Licht entgegenzuheben.

„Clematis" war einer der ersten Heiler, die Edward Bach bereits 1928 in den Dienst an den Menschen stellte. Damals gewann er seine Tinktur aus den Samen. Dann aber wurde ihm bewusst, wie schon mehrfach erwähnt, dass die Vollendung einer Pflanze in ihrer Blüte liegt. Als er nach dieser Erkenntnis eine Essenz mit der Sonnenmethode aus den cremigweißen Blüten der Waldrebe herstellte, fand er heraus, dass die Wirkung auf den Menschen nun noch intensiver war. Der Blüten-Deva der Waldrebe muss besonders kreativ und Licht und Leben stürmisch ersehnend sein. Sonst würde er nicht die Kraft entfalten können, Menschen mit einem dumpfen, mondhaften Gemüt sehr schnell wieder das Interesse an seinem gegenwärtigen Leben finden zu lassen. Kranke, die sich einer erschreckenden Realität zuweilen durch eine Ohnmacht entziehen, kehren durch ein paar Tropfen „Clematis" meist unverzüglich in die Gegenwart zurück. Solche Erfahrungen mit diesem Heilmittel bewogen Edward Bach, „Clematis" den Notfalltropfen (Rescue-Tropfen) hinzuzufügen. Bach verordnete

„Clematis" jenen Patienten, deren Verträumtheit und Realitätsferne durch ein neues Interesse am Hier und Jetzt ersetzt werden musste. Es gilt, Tatkraft mit Idealismus zu paaren, was seinem wahren Sein entspricht.

Einige alte Rezepturen

Die Waldrebe gehört zu den Hahnenfuß-Gewächsen, die, wie viele ihrer Art, einen brennenden Saft in sich tragen, den man nicht genießen kann. Es gab eine Zeit, sie wird als die Zeit der „heroischen" Medizin bezeichnet, da man die Patienten mit vielerlei Giften, wie zum Beispiel dem Quecksilber oder dem Arsen, behandelte. Heute würde man sagen, unter dem Motto „was mich nicht umbringt, macht mich stark" wollte man damals die Selbstheilungskräfte des Körpers mit Gewalt anregen. Recht oft allerdings starb ein dermaßen geschundener Mensch, was aber den Quacksalbern kaum ein schlechtes Gewissen bereitete.

Auch der Saft der Waldrebe zeigt eine heftige, Blasen ziehende Wirkung. Behutsam angewendet, mag das in der Naturheilmedizin bei einigen Indikationen gerechtfertigt sein, aber man wird wohl anderen Möglichkeiten den ersten Platz einräumen. Früher benutzten Bettler den Saft der Waldrebe, um auf ihrer Haut Geschwüre hervorzurufen. Der widerliche Anblick veranlasste mitleidige Menschen dann zu besonderer Mildtätigkeit.

Mit einem schwachen Aufguss dieser Pflanze lassen sich Ekzeme und sogar Krätze behandeln. Dass in jedem Fall hier nur eine ärztliche Maßnahmen begleitende Therapie erlaubt ist, muss betont werden.

Die Homöopathie kennt das Mittel „Clematis" ebenfalls. Es ist für rheumatische Patienten und solche, die unter einer Geschlechtskrankheit gelitten haben, besonders angezeigt. Haut, Drüsen und die männlichen Geschlechtsorgane bedurften des Mittels zuweilen und sprechen gut darauf an. Als Indikation wird auch „große Schläfrigkeit" aufgezählt, womit das Hauptthema der weißen Waldrebe, Bachs Heilmittel „Clematis", wieder genannt ist. Im „Böricke" werden als Dosierung C3 bis C30 empfohlen.

DAS GEISSBLATT

(BACH-BLÜTE „HONEYSUCKLE")

Auch hier handelt es sich wieder um eine der alten Kultpflanzen des keltischen Druidentums.

> „Im Verborgenen blühen
> Geißblatt und Liguster
> Unerfahren im Kampfe"

ist ein Vers aus dem „Câd Goddeu" überliefert. Es ist oberflächlich nachvollziehbar, weshalb diese Gewächse mit ihren betäubenden Duftwolken, in die sie sich zu ihrer Blütezeit hüllen, keine kriegerischen Eigenschaften entwickeln konnten.

Das Geißblatt windet sich im Uhrzeigersinn mit Vorliebe um Pforten und Türen und ist, wie die Buche, dem zweigesichtigen Gott Janus geweiht. Er hatte die Fähigkeit, nach außen und innen zu schauen, und es war ihm gegeben, alles Kommen und Gehen zu überwachen. Wieder einmal wird dieser Hüter der Schwelle aufgerufen, hier in Gestalt des Geißblattes, mit dem berauschenden Duft seiner Blüten und dem leicht giftigen Inhaltsstoff seiner Blätter, der Halluzinationen hervorrufen kann, bei den so genannten Schwellenritualen den Seherinnen und Sehern zu Diensten zu sein.

Märchenhaft und jungfräulich mutet das in seinem Blütenkleid prangende Geißblatt an. Besonders in den mondbeglänzten Nächten zwischen Juni und September, da es ununterbrochen blüht, bieten sich die Blumen Nachtfaltern und nächtens schwärmenden Insekten dar. Die geöffneten Kelche leuchten im Mondlicht und ihr betörender Duft lässt die Einladung zur Befruchtung wie ein sakrales Geheimnis erscheinen.

Wie das Geißblatt, gehört auch der Holunder zu den „Caprifoliceae", das heißt in die Gattung der Heckenkirschen. Beide Gewächse stehen im keltischen Baum-Alphabet. Ruis („R"), der Holunder, kennzeichnet das

Ende im Anfang und den Anfang im Ende. Die letzten Tage im Oktober sind seine Zeit. Sie geleiten in das Samhain-Fest. Es sind dies die Stunden, in der die im Laufe eines Jahres unbewältigten Schwierigkeiten emporsteigen. Jetzt, da die Sonne sich immer tiefer neigt, dürfen Felder, Herden und Menschen eine Ruhepause einlegen, ehe mit der Wintersonnenwende ein neuer Kreislauf von Werden und Vergehen beginnt. Es bietet sich dem Menschen Gelegenheit zur Besinnung und zum Überdenken. Groll und Gram kann er ablegen und zur Samhain-Feier Kontakt mit den Ahnen seines Clans aufnehmen, um mit dem kollektiven Bewusstsein eins zu werden. Aber auch mit Gespenstern, Feen, Elfen und den Elementargeistern kann man jetzt kommunizieren. Man wird ihnen Opfer darbringen, um sie gnädig für das kommende Jahr zu stimmen. Man wird ihren Rat und ihre Hilfe erbitten für alle Bereiche des alltäglichen Lebens.

Der Holunder war der uralten Muttergöttin, der Holle, geweiht. Sie ist die Herrin der Nacht, des Todes und der Wiedergeburt.

Das Geißblatt („PE" „UI" im Baum-Alphabet) steht wohl gemäß seiner Vorliebe für das geheimnisvolle Licht des Mondes, und der verzaubernde Atem, der seinen Blüten entströmt, für verborgene Geheimnisse. Man sagt, die Pflanze zeige den Weg zum eigenen, inneren Selbst. Sie habe die Macht, den Menschen durch das Labyrinth seiner Gedanken und Gefühle bis ins Zentrum zu führen, in dem verschleiert seine tiefe Weisheit verborgen liegt. Es gibt einen Vogel, der mit dem Geißblatt in Verbindung gebracht wird. Das Verhalten des Kiebitz, der laut schreiend auf und davon fliegt, um den Eindringling von seinem Gelege abzulenken, soll den Menschen daran erinnern, dass man der Spur eines Geheimnisses nachgehen muss, um es zu finden. Wer den Flug des Kiebitz zurückverfolgt, sich nicht durch sein Geschrei irritieren lässt, wird das Nest mit den gut getarnten Eiern dennoch entdecken.

Einen innigen Bezug zum Geißblatt hat die walisische Blumengöttin "Blodeuwedd". In Beschreibungen und Darstellungen wird sie häufig von einem weißen Ziegenbock begleitet, mit dessen Hilfe sie den Tod ihres Sommergatten "Llew Llaw Gyffes" herbeiführt. Sie setzt ihm nämlich sozusagen Hörner auf, indem sie mit ihrem dunklen Liebhaber verschwindet, während der Gatte vor Gram dahinsiecht. Dieser Ziegenbock gilt als Herrscher der mit besonderem Zauber erfüllten Vollmondnacht. Die Sehnsucht nach der Geborgenheit im mütterlichen Schoß, nach Wollust und daraus sprießender Fruchtbarkeit, das Verlangen nach wahrer Liebe und das Heimweh nach den Ursprüngen allen Seins, verträumte Mondnächte, Romantik, Tod und Wiedergeburt, all dies ist verbunden mit der Geißblatt-Liane und ihren verführerischen Blüten. Betrachtet man diesen gesamten Symbolkomplex, wird deutlich, warum das Geißblatt auch Janus, dem Hüter der Schwelle, untersteht. Denn verlöre sich ein Mensch beim magisch glänzenden Schein des Mondes, umweht von betäubenden Düften, in jenen Welten, wohin ihn die Sehnsucht verleitet zu schreiten, würde er aus den fremden Bereichen niemals heimkehren können. Der zweigesichtige Gott hütet die Schwellen und zwingt jeden Wanderer zwischen den Welten zur Umkehr, solange er nicht einen endgültigen Ruf erhalten hat.

Nach dem homöopathischen Prinzip „Gleiches heilt Gleiches" hat der träumende, verschwenderisch duftende Deva des Geißblattes Edward Bach ermutigt, ein Heilmittel aus ihren Blüten zu gewinnen. Noch im Jahre 1935 entdeckte Bach, welche Möglichkeiten in einer solchen Essenz schlummern. Sein „Honeysuckle" gehört zu jenen starken Heilern, denen die Autorität geschenkt ist, Menschen, die in der Vergangenheit versunken sind, die vermeintlich besseren und glücklicheren Zeiten nachtrauern, den Weg durch diese Verwirrungen der Gefühle zu zeigen, bis hin zu ihrer eigenen, im Inneren verborgenen Weisheit. Und auch hier tritt Janus auf, bedient sich der Macht des Honeysuckles und richtet den Blick des an den Schmerzen einer ungestillten Sehnsucht Leidenden zurück in die Gegenwart. Geheilt von der Sinnlosigkeit solcher Träume und solchen Verlangens, verankert und froh im Jetzt, kann er sich seine Zukunft gestalten, die ihm vielleicht sogar eben jene Träume erfüllt, nach denen er sich bisher nur krankhaft sehnen konnte.

Wie eine überzogene Sehnsucht vergiftend wirkt, so bieten die Blätter des Geißblattes, sehr schwach zubereitet, tatsächlich eine Möglichkeit, den Körper zu entgiften. Die Blüten, die man sogar roh genießen kann, haben eine entspannende Wirkung, verrät Mellie Uyldert, die Kräuterweise aus der holländischen Heide.

Der griechische Arzt Dioskorides, den man gemeinhin auch als Vater der Pflanzenheilkunde bezeichnet, verordnete Geißblattsamen gegen Milzhärte, Müdigkeit und Kurzatmigkeit, die sich, wie heute bekannt ist, aus einer vergrößerten Milz ergeben kann, die das Zwerchfell nach oben drückt.

Culpeper stellt das Gewächs unter die Patenschaft des Planeten Merkur, weil sie, mit schlangenartigen Windungen in die Höhe wachsend, vom Boden aus nach Luft strebt. Darum meinte er, eine Arznei aus den Blättern wirke sich günstig auf die Lunge aus. Aber auch als hervorragendes Milzmittel räumt er der Pflanze einen Platz ein. Blätter und Rinde, als Aufgussgetränk, wirken schweiß- und harntreibend. Hier hüte man sich allerdings, zuviel der Droge zu verwenden, weil dann unweigerlich ein starker Brechreiz ausgelöst wird. Dieser kann allerdings auch erwünscht sein, wenn man eine schnelle Entgiftung erzielen möchte.

Die walisischen Myddfai-Kräuterärzte kochen die Blüten mit Honig zu einem dicken Sirup, der bei allen Erkältungskrankheiten mit ihren Symptomen wie Husten und sogar Asthma gegeben werden kann. Auch rheumatische Beschwerden werden gelindert, und einer gestauten Leber verhilft dieser Sirup, der nur teelöffelweise eingenommen wird, wieder zu einer normalen Funktion. Die Waliser essen im Sommer die Blüten gerne frisch gepflückt. Bei geschwollenen Lymphdrüsen und Mumps (Ziegenpeter), der hauptsächlich bei Knaben üble Spätfolgen wie Sterilität haben kann, setzen die Myddfai-Ärzte mit Vorliebe rohe Geißblattblüten ein.

Im Reich der Mitte, wo Sexualität manchmal eine rituelle Rolle spielte und wo Nachkommen, besonders männliche, ein Ausdruck der Gunst der Götter waren, galt die Überzeugung, dass der Genuss der frischen Blüten, über längere Zeit hinweg, die sexuelle Vitalität stärke. Überhaupt bewahre einen das Geißblatt davor, allzu früh in das Totenreich abberufen zu werden.

Man kennt heute das homöopathische Mittel „Lonicera Xylosteum", das man bei Krampfzuständen, hervorgerufen unter anderem bei Harnvergiftung, einsetzt. Der Patient hat meist einen hochroten Kopf und einen heißen Brustkorb. Auch komatöse Zustände durch Krankheiten des Urogenitaltraktes können mit dem homöopathischen Mittel behandelt werden. Empfohlen werden Dosierungen zwischen C3 und C6, aber da solche Erscheinungsbilder, wie die eben beschriebenen, einen sehr ernst zu nehmenden Hintergrund haben, ist auf jeden Fall eine klinische Diagnose nötig und fachlicher Rat einzuholen.

DAS GEMEINE SONNENRÖSCHEN
(BACH-BLÜTE „ROCK ROSE")

Das Sonnenröschen blüht hauptsächlich in Mitteleuropa und benötigt für sein Gedeihen trockene und sonnige Stellen. Auch Wegränder und Kiefernwälder sind ihm lieb. Wichtig ist, dass es wärmende Sonnenstrahlen erreichen können. Den hohen Norden wird es meiden, da ein kühles, feuchtes Klima ihm nicht behagt. Es blüht ausdauernd von Mai bis etwa September.

Auffallend an der kleinen Pflanze sind die leuchtend gelben Blüten, die dem Betrachter den Eindruck vermitteln, als wären Hunderte von winzigen Sonnen auf die Erde geregnet. Der Anblick erwärmt das Herz, und Sorgen, Verzweiflung, gar Panik werden augenblicklich ihre bedrohenden Schatten im klaren Licht des Sonnenröschens verlieren.

So ist der Name dieser Pflanze nicht verwunderlich. Bereits die Römer gaben ihr den Namen „Helianthenum nummularium", was „Sonnentaler" bedeutet. Nun ist es nicht mehr schwierig, den Bezug von der Sonne und zum Gold und dessen Bedeutung herzustellen und gleichzeitig den Bogen zu spannen zur Philosophie und zum Wissen der Druiden.

Für die Druiden hatte das Gold eine besondere, magische Bedeutung. Es gab damals in Gallien und Britannien zahlreiche Goldvorkommen. Weniger wurde das edle Metall im Bergbau gewonnen, obwohl das berühmte irische Gold aus den Bergen von Wicklow stammte. Meistens wurde das Gold aus den Flüssen gewaschen und konnte so ohne großen Aufwand gewonnen werden.

Für die Druiden war das Gold ein Abbild verdichteten Feuers, und da sie es meist aus dem Wasser gewannen, verband es sich in ihrer Vorstellung zum Sinnbild des Lebens, da es aus den beiden Leben spendenden Elementen hervorgegangen war. Darum kann man auch den Einsatz des Goldes verstehen, den es hauptsächlich als Votivgaben an heiligen Orten fand. Aber auch als Rangabzeichen oder Trachtenzubehör fungierten goldene Schmuckstücke. So waren die "Torques" der Priesterinnen und Hochdruiden aus schwerem Gold. Diese Halsringe waren zwar keine Erfindung der Kelten, bekamen bei ihnen jedoch im 5. bis 1. Jahrhundert v. Chr. ein besonderes religiöses und soziales Gewicht. So übergab zum Beispiel die amtierende Hohepriesterin kurz vor ihrem Tod ihren Torques der seit langem auserwählten und sorgsam geschulten Nachfolgerin. Legte sie ihn an, nahm sie das hohe Amt mit seiner großen Verantwortung auf sich.

Männer und Frauen trugen goldene Schmuckstücke, die wie andere Goldgegenstände nicht nur ein Rangabzeichen waren, sondern auch mit einer magischen Funktion untrennbar verbunden waren. Geometrische Muster, Kreise, Spiralen, aber auch Fischblasen, Rauten, Ranken, Rosetten, Mistelblätter und andere kultische Gegenstände aus Gold, blieben in der Mythologie verankerte Symbole und durften weder im täglichen Leben ranghöherer Gruppen fehlen noch enthielt man sie Verstorbenen als Grabbeilage vor.

Von manchen römischen oder griechischen Historikern wurden die keltischen Druiden als „goldgierig" verleumdet. Es ist richtig, dass die Druiden den Goldhandel fest in der Hand hielten, aber dabei ging es weniger um den Handel, als in erster Linie um den Verkehr mit dem Göttlichen, das sie in der Herkunft des Goldes - Sonne und Wasser - erkannten. Gold besaß für die Kelten eine Unheil abwehrende, gesundheitsfördernde Wirkung. Sie waren überzeugt, wie andere Völker des klassischem Altertums auch, dass das Auflegen oder Tragen von Gold eine unstillbare Blutung beendete und bei Vergiftungen unter Umständen das Leben rettete. So zeigten sich den Druiden im Gold göttliche Eigenschaften. Es zu benutzen, um einen Staat zahlungsfähig zu halten, muss ihnen als religiöser Frevel erschienen sein.

Ein Jahr nachdem Edward Bach in der Hügellandschaft von Kent sein „Gentian" gefunden hatte, durchstreifte er im Frühjahr 1932 wieder diese Gegend. Auf derselben kalkhaltigen Wiese strahlten ihn nun die wie die Sonne leuchtenden Blüten des „Gemeinen Sonnenröschens" an. Es schien ihm, als sei der Boden mit zahllosen goldenen Talern übersät. Ehrfurchtsvoll verband er sich mit dem Deva dieser Pflanze, und er gab ihm das Wissen über die Heilkraft des Goldes und der Sonne weiter, wie es die weisen Alten bereits gepflegt hatten. Bach legte ein paar der wundervollen Blüten in das reine Wasser einer heiligen Quelle und gewann so den Heiler „Rock Rose", der mit den mächtigen, göttlichen Energien der Sonne gesegnet ist.

Wenige Wochen zuvor war der Arzt zu einer Patientin gerufen worden, die gerade einen schweren Blutsturz erlitten hatte. Damals hatte er die Blutung augenblicklich zum Stillstand gebracht, als er der Kranken die Hand auflegte und beruhigende Worte für sie fand. Es war ihm danach aber auch bewusst, dass er seine eigenen Heilfähigkeiten nicht überall einsetzen konnte und es an der Zeit war, eine Heilessenz zu entdecken, die auf die gleiche Weise helfen und zugleich auch Panik besänftigen konnte, wie er es mit seinen tröstenden Worten vermocht hatte.

Die magischen Kräfte der Sonne, verdichtet im Gold, walten seither in der Blüten-Essenz „Rock Rose". Sie beruhigen Anfälle von Panik und Entsetzen und lösen rasch auch schwere Schockzustände, in denen das Leib- und Seelengefüge auseinanderzufließen und die „Silberschnur", die den Menschen im Hier und Jetzt verankert, zu reißen beginnt. Geschieht das, findet der Mensch aus den Zuständen der Bewusstlosigkeit nicht mehr zurück. Er stirbt. „Rock Rose" überwindet Furcht und Entsetzen, stärkt den Lebenswillen und breitet seinen heilenden Glanz in der Seele aus. Das „Sonnengeflecht" entspannt sich, und eine neue, beruhigende Gewissheit, dass alles gut wird, erfüllt den Patienten. Dadurch kann endlich Genesung möglich werden.

Wegen der unbändigen Lebensenergie, die der „Rock Rose-Essenz" innewohnt, hat Edward Bach sie seinen Notfalltropfen zugefügt.

EINIGE ALTE REZEPTUREN

In der Pflanzenheilkunde fand das Sonnenröschen als zusammenziehendes und keimtötendes Wundheilmittel seine Verwendung. Das sehr nahe verwandte kanadische Sonnenröschen wurde von den Indianern ebenfalls eingesetzt, und zwar wenn Verletzungen heftig bluteten oder anfingen zu eitern.

Wolf-Dieter Storl weist darauf hin, wie ähnlich das Sonnenröschen dem Johanniskraut ist. Letzteres zeigt auch leuchtend gelbe Blüten und wirkt, dank seiner Gerbstoffe, ebenfalls Blut stillend und wundheilend. Seine starke Verbindung zur Sonne zeigt sich darin, dass hellhäutige Tiere eine Hautentzündung entwickeln, wenn sie häufiger von dem Kraut fressen und dabei direkt in der Sonne stehen.

Das Kraut, als Kind der Sonne, verdrängt bei Menschen, deren Gemüt verschattet ist, dunkle Depressionen, beruhigt und entspannt den Solarplexus. Patienten, die unter einer Therapie mit Johanniskraut stehen, sollte man unbedingt den Rat erteilen, im Sommer direktes Sonnenlicht zu meiden. Entzündliche Hautreaktionen können ausgelöst und auch die Bindehaut kann in Mitleidenschaft gezogen werden.

DOLDIGER MILCHSTERN
(BACH-BLÜTE „STAR OF BETHLEHEM")

Geheimnisumwittert bleibt diese Pflanze, die auf den kargen Böden Palästinas ihr bescheidenes Auskommen findet. Die Anordnung ihrer Blütenblätter hat die Form eines Hexagramms, eines sechszackigen Sternes. Alle geraden Zahlen wurden bei den Druiden stets männlichen Kräften zugeordnet, das bedeutet, sie gehörten der elementaren, konkreten, sichtbaren Welt an. Wann man diese Pflanze mit dem Stern in Verbindung brachte, der die Geburt Jesu begleitete, ist nicht bekannt. Es ist aber anzunehmen, dass der Dolden-Milchstern, der ein Liliengewächs ist, auch bei den Kelten Britanniens und Irlands, von denen in diesem Buch hauptsächlich die Rede ist, seine Beachtung fand. Auf Ackerbrachland und an Böschungen hält er sich gerne auf, vorausgesetzt er findet genügend Licht und Wärme. Die überaus zarte Blume hat etwas von der Leichtigkeit eines Vogels an sich, wenn er sich durch die Lüfte schwingt. Der Gattungsname „Ornithogalum" heißt „Vogelmilch", und etwas von der Reinheit frischer Milch haftet dieser Blüte ebenfalls an. Im Nahen Osten ist diese Pflanze seit dem Altertum bekannt und man verspeiste ihre Zwiebel gerne roh. (Alle Lilienarten sind Zwiebelgewächse). Aber man trocknete sie auch oder röstete sie, wie Esskastanien. Genauso gern verkaufte man die Zwiebeln des Dolden-Milchsternes unter der Bezeichnung „Taubendung" überall auf den orientalischen Basaren. Auch hier lässt sich wieder ein spiritueller Bezug herstellen. Weiße Tauben galten zum Beispiel als Vögel der Astarte oder der Venus und anderer Göttinnen, wenn deren Friedfertigkeit symbolisiert werden sollte. Die Taube steht aber auch für Glaube, Hoffnung und ein spirituelles Leben, als dessen Geist sie gemeinhin verkörpert wird.

Im Nahen Osten galt die Lilie als Symbol der Reinheit, Unschuld und Jungfräulichkeit. So darf angenommen werden, dass der Dolden-Milchstern in seinem strahlenden Weiß bei den Kelten als eine Blume der Weißen Göttin betrachtet wurde. Christentum und druidische Weisheiten vermischten sich in den ersten Jahrhunderten, bis das Christentum in fanatischem Missionseifer das alte Wissen auszumerzen suchte. Am Ende haben jene druidischen Weisen, die der tödlichen Verfolgungsjagd entgingen, es in tiefer Verschwiegenheit verborgen. Verschwunden sind die alten Weisheiten ebenso wenig, wie man die Wahrheit vernichten kann.

In der antiken Vorstellungswelt der Griechen entstanden die Liliengewächse aus den Milchtropfen, die zufällig aus den Brüsten der Hera, der Gemahlin des Zeus, auf die Erde spritzten. Beide, die Milch und die Lilie, galten im Altertum als heilig.

Dem Weiß des Dolden-Milchsternes haftet etwas Mondhaftes an. Der Mond spielte eine wichtige Rolle, um für die unterschiedlichen Rituale den richtigen Zeitpunkt festzusetzen. Die Milch der Göttin, die vom Himmel tropfte und die Zwiebel der Lilie, aus der sich, in diesem Fall, eine Pflanze mit einem sechszackigen Blütenstern erhebt, war, als Symbolpflanze für die Weiße Göttin, den Priesterinnen bei ihren Vollmond- oder Schwarzmondritualen sicher willkommen. Da diese Pflanze in Gegenden mit einem raueren Klima eher einen Seltenheitswert hatte, musste man sie als geheimes Zeichen der Göttin verstehen. Es sei aber hier betont, dass es keine konkreten Hinweise in den Berichten oder alten Büchern, wie etwa dem „Book of Pheryllt", gibt. Aus den wenigen geheim überlieferten Weisheiten, die von der Nachwelt gerade sorgsam entschlüsselt werden, ist es dennoch möglich, durchaus berechtigte Schlüsse zu ziehen.

Edward Bach erkannte die unirdische Aura des doldigen Milchsterns. In weihevoller Sprache erzählte der Pflanzen-Deva von seiner Kraft, die Brücke zwischen den jenseitigen Welten und dem irdischen Dasein zu schlagen. Ohne sich in festgefahrenen Vorstellungen zu verlieren, ohne in starrer Erwartungshaltung den Blick auf das große Ziel zu verlieren, soll der Mensch durch sein Leben wandern. Strahlende Spiritualität kann sich in einer Seele nur entfalten, wenn sie sich biegsam den Schwingungen, dem Atem des Kosmos, anpasst. Nur so kann sie die Aufgabe leisten, jenen göttlichen Plan zu erfüllen. Aller Kummer, alle Schmerzen und Enttäuschungen, die ein Menschenwesen je erfahren hat, verursachen Narben und Verhärtungen. Die Prägung alter Muster verhindert eine Wiedergeburt im Lichte reiner Vollkommenheit. Edward Bach vertraute der Dreifachen Göttin, dankte der Großen Mutter und empfing die Blütenessenz „Star of Bethlehem". Auch mit diesem Heiler werden Reinkarnations-Therapeuten die Erfahrung machen, dass seine Tiefenwirkung bis in längst vergangene Leben reicht.

Als Bach bemerkte, wie rasch sich die Seelenverspannungen nach traumatischen Erlebnissen mit Hilfe dieses Heilers lösten, fügte er den „Star of Bethlehem" seinen Notfalltropfen, dem „Rescue", hinzu.

Hätten seine Sternenbrüder ihn nur zu diesem einen Deva des doldigen Milchsternes geführt, wäre uns doch ein unendlich kostbarer Schatz in die Hände gegeben worden, der auf Dauer alle seelischen Disharmonien, Ursache der menschlichen Leiden, heilen kann.

EINIGE ALTE REZEPTUREN

Es gibt, wie Wolf-Dieter Storl berichtet, an der Westküste Nordamerikas ein Gewächs, das Schaumstoffe (Saponine) in so reichlichem Maße enthält, dass die Indianer diese „Soap Root" (Ornithogalum divaricatum) wie Seife benutzen. Auch hier ist die reinigende Wirkung zu entdecken, wie sie Bach im doldigen Milchstern erkannte, nämlich die Seele von alten, schmerzhaften Eindrücken zu reinigen.

Weder bei den astrologischen Kräuterärzten noch anderweitig konnte ein arzneilicher Gebrauch des Dolden-Milchsternes festgestellt werden. Lediglich in der Homöopathie bereitet man eine Tinktur aus seiner Zwiebel. Sie hilft bei Depressionen, auch bei solchen, die aus einer seelischen oder körperlichen Erschöpfung herrühren. Krankheiten, die mit einer Verhärtung des Magens in Zusammenhang stehen, Krämpfe im Magenpförtner oder auch nächtliche Übelkeit, die zuweilen in ein kaffeesatzartiges Erbrechen führt, können lindernd behandelt werden. Letzteres ist manchmal ein Symptom bei einem Magen-Darm-Krebs. Das Homöopathikum „Ornithogalum umbellatum" in der Urtinktur schafft Erleichterung. Bei so schweren Erkrankungen ist es aber immer angezeigt, eine begleitende Behandlung nur nach Absprache mit dem Arzt durchzuführen.

DIE SUMPFWASSERFEDER
(BACH-BLÜTE „WATER VIOLET")

Wer die Sumpfwasserfeder in klaren, still fließenden Gewässern beobachtet, gewinnt den Eindruck würdevoller Zurückhaltung und man mag in dieser Haltung einen Vergleich zu den königlichen Seerosen gezogen haben. Diese Blumen wurden bei den Griechen zu einer Arznei verarbeitet, die übertriebene sexuelle Begierden zügelte. Für die Druiden Britanniens war es von Bedeutung, sexuelle Energien für geistige und schöpferische Arbeit zu verwenden.

Sie hielten es für unumgänglich, sich sexuell zu disziplinieren. Die frei gewordenen Energien würden ihnen die nötige Kraft vermitteln, den Weg zu spiritueller Vollkommenheit zu gehen. In allen Kulturen der Welt ist die Vorstellung vom machtvollen Weisen, der in der Abgeschiedenheit der Wälder oder Bergwelt lebt, inzwischen zu einem archetypischen Bild geworden. Als moderner Mensch fragt man sich, warum es eines Teils den geschwächten und verwirrten Greis gibt, auf der anderen Seite aber der weise Alte steht, der mit übermenschlicher Kraft und geistiger Autorität gesegnet ist? Douglas Monroe meint, dies lasse sich nicht allein auf den in vielen Jahren angehäuften Erfahrungsschatz zurückführen. Er ist der Ansicht, die man bei einigem unvoreingenommenen Nachdenken teilen kann, dass selbstgewählte Enthaltsamkeit bis ins hohe Alter die Lebenskraft ansammelt und aufbaut, sodass am Ende eines langen Lebens kein gebrechlicher, schwachsinniger Alter steht, sondern ein kraftvoller Weiser, der bis zu seinem letzten Atemzug in der Lage ist, mit sprühendem Geist kosmische Wahrheiten zu vermitteln. Beispiele dafür gibt es in allen Kulturen, die der Druiden eingeschlossen. (Es sei hier aber noch einmal ausdrücklich darauf hingewiesen, dass es sich um eine selbstgewählte Enthaltsamkeit handeln muss). Am Rande sei bemerkt, dass die Priesterinnen wählen durften, ob und wann sie sich einem Mann hingaben. Im Verein mit den männlichen

Energien kam die formgebende Schöpferkraft der Göttin erst voll zur Entfaltung.

Die Sumpfwasserfeder, mit ihrer keuschen Unnahbarkeit, hat den Druiden sicher einen Hinweis auf ihre Wirkweise gegeben, wie sie Edward Bach Jahrhunderte später von diesem Pflanzen-Deva offenbart wurde. Obwohl diese hübsche, mit kleinen blass-lila Blüten geschmückte Pflanze nicht zu den Seerosen-Gewächsen, sondern zu den Primeln gehört. Unter ihnen nahmen die Schlüsselblumen als Heilmittel gegen Husten, Kopfschmerzen, Gicht, Rheuma und Nervenschmerzen eine hervorragende Rolle ein. Zum Fest des Frühlingsmondes spielten diese Blumen eine sakrale Rolle, indem junge Priesterinnen sich mit ihnen bekränzten.

Die Sumpfwasserfeder schiebt der steigenden Frühlingssonne ihren zarten Stängel immer höher entgegen. In den Monaten Mai und Juni führt sie dann im Ausdruck ihrer Vollkommenheit ihre zarten Blütenkinder vor. Nach der Befruchtung zieht sie sich mit den Fruchtkapseln zur endgültigen Reifung wieder unter die Wasseroberfläche zurück. Es muss aber ein klares Wasser sein, dem kein Hauch von Verunreinigung anhaftet. So scheu ist das Pflänzchen, dass es sich meist vom Ufer fern hält, sich zur Mitte des Gewässers flüchtet. So werden die Druiden sich den Aspekt keuscher Zurückgezogenheit zu nutze gemacht haben, indem sie in der Stille mit dem Deva der Sumpfwasserfeder Zwiesprache führten und ihn um Kraft baten, sexuellen Verführungskünsten zu widerstehen, um ihre magischen Fähigkeiten nicht zu verlieren. Aber die Pflanze wird ihnen auch, wie den Kräutermeisterinnen, gedient haben, um körperliche Krankheiten zu heilen, wie es die Himmelsschlüsselchen vermögen.

Im Frühling 1931 befiel Edward Bach wieder jene Unruhe, die ihn in die Natur trieb, wenn ein bestimmter Deva ihn rief. Unverzüglich machte er sich zu seiner Wanderschaft auf, auch wenn er zunächst nicht genau wusste, welche Pflanze sich als nächste in den Kreis seiner Heiler einreihen wollte. Tagelang wanderte er in jenem Frühjahr durch die Einsamkeit der walisischen Berge. Er begegnete kaum irgendwelchen Menschen, deren Gesellschaft er auch gar nicht suchte. Hin und wieder wechselte er ein paar

Worte mit einem Schafhirten. Aber in Wales offenbarte sich ihm kein Pflanzen-Deva. Erst im Juni, als er in Südengland, an einem frühen Morgen, am Ufer eines träge vorüberfließenden Flusses entlang spazierte, entdeckte er die blühende, aber in ihrer Einsamkeit fast abweisend wirkende Sumpfwasserfeder. Sie erinnerte ihn an eine Bekannte, die sich zeitweise aus jeder menschlichen Gesellschaft zurückzog. In jener hochmütigen Verschlossenheit befielen diese Frau dann die Schmerzen einer beginnenden Gicht, wobei ihr Hände, Schultern und besonders die Knie steif wurden. Edward Bach verweilte eine Zeit lang an jenem Flussufer und dachte intensiv an jene Patientin. Sein sensibles Einfühlungsvermögen war bereits zu jener Zeit so ausgeprägt, dass ihn alsbald dieselben Beschwerden überfielen, wie seine Bekannte sie erduldete, wenn sie in jenen Zustand geriet, in dem sie sich hochmütig von allem Alltagstreiben abkapselte. Vorsichtig näherte sich der Arzt der Sumpfwasserfeder. Nachdem er die Erlaubnis des Deva erbeten hatte, hielt er seine Hände über die Blüten. Fast augenblicklich verschwanden die Schmerzen und das traurige Gefühl, das Abgeschiedenheit hervorruft, besonders wenn man die Flucht aus der Gemeinschaft angetreten hat, weil einem deren Kummer und Leiden plötzlich unerträglich scheinen. Dieses Gefühl der Trauer verschwand nun wie ein Frühnebel in den Strahlen der steigenden Sonne. Behutsam pflückte Bach einige der kostbaren Blüten, potenzierte sie mit der Sonnenmethode und gewann seinen Heiler „Water Violet".

EINIGE ALTE REZEPTUREN

Die Sumpfwasserfeder flieht alles Unreine. Mit der zunehmenden Verschmutzung der Gewässer zieht sie sich mehr und mehr zurück. Auch in den vergangenen Zeiten schon eine Seltenheit, wird der Mensch der heutigen Zeit bald auf sie verzichten müssen, wenn ihr zunehmender Rückzug nicht bald als Hilferuf und Warnung verstanden wird. Darum seien hier auch keine Mixturen und Tinkturen der Sumpfwasserfeder angeboten, obwohl sie in der englischen Heilkunde eine geschätzte Arznei ist. Es sei hier auf die Wirkweisen anderer Primelarten zurückgegriffen. Wir sollten dankbar sein, wenn uns der Heiler „Water Violet" auf Grund menschlichen Fehlverhaltens nicht seinen Dienst endgültig kündigt.

Der Frühling ist die Zeit, da die Kräfte des Merkur die Erstarrungen in der Natur wieder lösen und die Säfte zum Fließen bringen. Auch den Himmelsschlüssel-Gewächsen ist die Gabe geschenkt, die Stoffwechselvorgänge im Menschen wieder in Bewegung zu bringen. So eignet sich ein Tee mit der Droge - die Primulaceen enthalten hauptsächlich Saponine, aber auch Flavone und ätherische Öle, Kieselsäure und Gerbstoff - gut zu Blutreinigungskuren. Im Darm wird die Aufnahme von Nahrungsstoffen in die Blut- und Lymphbahnen gefördert. Merkur, der eilig durch die Lüfte sich bewegende Gott, hält seine schützende Hand besonders über die Lunge. So heilen verschiedene Primelarten Krankheiten der Atemorgane, Hautausschläge und Dauerschnupfen. Als Begleittherapie bei Tuberkulose tut ein Schlüsselblumentee eine gute Wirkung, ebenso bei geschwollenen Lymphdrüsen oder bei Migräne-Anfällen.

Ein Teelöffel Schlüsselblumen-Wurzel mit einem viertel Liter Wasser zum Sieden erhitzen, fünf Minuten ziehen lassen und abseihen. Von diesem Tee kann man zwei bis drei Tassen pro Tag trinken, ohne Nebenwirkungen befürchten zu müssen.

Als Hustenmittel rät die Volksmedizin, einen gehäuften Teelöffel der Schlüsselblumenwurzel mit wenig Wasser etwa fünf Minuten zu kochen. Dann fügt man so viel Honig hinzu, bis ein Sirup entsteht. Ab und zu ein Teelöffel voll davon stillt den Hustenreiz und erleichtert die Atmung.

Es sei noch eindrücklich betont, dass alle Schlüsselblumenarten geschützt sind und nicht gepflückt werden dürfen. Die Apotheken halten die Wurzeln bereit von extra gezogenen Pflanzen.

Immer wieder wird in den Beschreibungen keltischer Bräuche der Hinweis auf Getränke gegeben, die zu den großen Jahresfesten gereicht wurden. Da ist zum Beispiel von „Mittsommer-Bier" die Rede, das wie folgt gebraut wird: 15 Gramm frische Eichenblätter, 15 Gramm Stechginsterblüten, 15 Gramm Schlüsselblumen (oder die Knospen roter Rosen). Diese Zutaten lässt man vierundzwanzig Stunden in vier Litern Rotwein ziehen. Dann fügt man neun Esslöffel Honig hinzu. Alles durchseihen und vor dem Servieren gut kühl stellen. Ein anderes Rezept betrifft den „Mittsommer-Wein". Es ist aufwändiger, da als besonderes Wasser Morgentau verwendet werden muss. Ein kleiner Eimer frische, grüne Eichenblätter, eine Hand voll Schlüsselblumen oder frische Rosenknospen, eine Hand voll frische Stechginsterblüten. Alle Kräuter werden in ein großes Gefäß gefüllt. Zehn Tassen kochendes Wasser darüber. Alles mit einem Tuch bedecken und zehn Stunden stehen lassen. In einen sehr großen Kochtopf gibt man sechs Tassen Honig und zehn Tassen Wasser und bringt dies zum Kochen, bis sich der Honig aufgelöst hat. Nun fügt man die durchgeseihte Eichenblatt/Kräutermischung hinzu und etwas Tau, den man gesammelt hat. Nachdem diese Flüssigkeit auf etwa zwanzig Grad abgekühlt ist, werden dreißig Gramm Hefe hinzugefügt. Das Gefäß, in das alles eingefüllt wurde, muss zugedeckt, aber nicht fest verschlossen werden. Das Ganze sollte zwei Wochen gären. Danach wird der Wein vorsichtig mit einer Holzkelle in Flaschen abgefüllt, die nur leicht verstöpselt werden. Man kann sie in Sand stellen. Erst wenn der Gärungsprozess völlig beendet ist, werden die Flaschen fest verschlossen. Das klingt magisch und mutet fremdartig an, aber vielleicht lohnt sich ein Versuch. Beide Rezepte sind dem alten „Book of Pheryllt" entnommen.

DIE WALDTRESPE

(BACH-BLÜTE „WILD OAT")

Es ist unvorstellbar, dass den Weisen der keltischen Stämme, den Druiden und den Priesterinnen, ein schlichtes Gras heilig gewesen ist. Aber die Waldtrespe gehört in die mächtige Familie der Süßgräser. Seit undenklichen Zeiten sind sie die treuen Begleiter der Menschen, bieten sie doch als Nahrung die Grundlage für das Leben. Gräser waren und sind die Futterquelle für die wilden Herden, denen bereits die Steinzeitmenschen nachjagten. Wo die urzeitlichen Büffelherden weite Flächen abweideten, entstand später Humusboden, dem heute noch in Amerika die reichen Getreideernten zu verdanken sind.

Bei allen alten Kulturvölkern wurden die Getreide verehrt, waren sie doch Voraussetzung, dass eine menschliche Zivilisation möglich war. Überall auf der Welt sah man im Getreide eine göttliche Erscheinung. Im Reis entdeckten die Burmesen eine Ausstrahlung Buddhas, für die Griechen war der Weizen ein Geschenk der Demeter, für die Christen wandelt sich das Brot, das aus dem Weizen gebacken wird, in einem heiligen Ritus in den Leib des Herrn.

Fünfzehn Tage vor und fünfzehn Tage nach dem ersten August feierten die Kelten ihr „Kornfest", wobei dem Gott Lug oder Lleu, dem alten Korngott, Opfergaben gebracht wurden. Dann wird er in einer rituellen Handlung selber geopfert, um die Erdmutter und Erntegöttin Anu zu ehren.

Bei Druidinnen stand dieses Fest nicht für sportliche Wettkämpfe, wie bei den männlichen Kelten, sondern sie ehrten mit dem Lughnasadh-Fest die Mondmutter, die Weiße Göttin. Die Frauen begingen dieses Fest in der Vollmondnacht, die dem ersten August am nächsten war.

Alle Getreidegräser, auch der Reis oder der Mais, haben eine starke Bezogenheit zum Licht und zum Wind, zum Feuer der Sonne und dem Atem der Schöpfung. Ihr junges, saftiges Grün geben die Halme im Reifen hin, gießen diese „Grünkraft Gottes", wie Hildegard von Bingen es nennt, in ihren nährenden Samen, der Vögeln, Getier und Menschen das Leben spendet.

Ähren und hängende Rispen oder der feine Bart des Maises erinnern an Antennen, mit denen die Pflanze aus der Sonne, dem Wind und dem Erdreich, dem sie entsprießt, alle kosmischen Informationen aufnimmt, um sie als Lebenselexier in der Nahrung den Menschen und den Tieren dieser Erde, sofern sie Gras - oder Körnerfresser sind, zuzuführen. Aus der Urkraft der Sonne und im Wiegen durch den Wind entsteht eine Verbindung, die das Göttliche repräsentiert, das sich in seiner unendlichen Liebe mit dem Menschlichen vermählen will.

So feierten die Kelten nicht oberflächlich eine gesegnete Fülle an Korn, die ihnen für ein weiteres Jahr eine Hungersnot fern hielt, sie priesen in den Gesängen, Tänzen und Gebeten die Große Mutter und den hellen König, die für sie zum Inbegriff des Einen wurden, dem man danken musste, den man besänftigen musste, der alles nehmen und alles geben konnte.

Die Barden der heutigen Zeit haben einen Vers ersonnen, der geheimnisvoll anmutet und doch die ganze religiöse Philosophie enthält. Aus den alten Zeiten scheint es herüber zu klingen:

Es gibt keinen Gott, außer dem, was nicht begreiflich ist.
Es gibt nichts, was nicht begreiflich ist, außer dem,
   was nicht denkbar ist.
Es gibt nichts, was nicht denkbar ist, außer dem,
   was unermesslich ist.
Es gibt nichts Unermessliches außer Gott.
Es gibt keinen Gott, außer dem, was nicht denkbar ist.

Es war im Frühling 1934, Edward Bach war gerade in das landschaftlich so wunderschöne Themsetal übersiedelt und hatte sein Haus „Mount Vernon" bezogen, als er bei einem seiner ersten Streifzüge, versteckt in den Hecken am Wegesrand, die Waldtrespe entdeckte. Dieses Gras erinnert mit seiner Rispe an den Hafer, aber im Gegensatz zu allen anderen Getreidearten möchte es sich nicht ohne weiteres dem Sonnenlicht preisgeben. Seine

Halme können über einen Meter hoch werden. Wenn man das Gras an seinem Standplatz in einer wilden Hecke betrachtet, wie es sich zwar sehnend dem Himmel entgegen drängt, aber die zarte Ähre auf dem dünnen Stängel zögernd hin und her schwankt, durch jeden Luftzug irritiert, könnte man fast Mitleid empfinden. Der Pflanzen-Deva dieses sanften Grases offenbarte Bach, dass dies einer seiner Helfer war, der den Menschen aus seiner Ungewissheit und Ziellosigkeit hinauszuführen vermochte. Die blockierten „Wild Oat-Typen" sind oft Menschen, die sich an ihren Standpunkt klammern, obwohl sie ein unbestimmtes Sehnen nach den geistigen und spirituellen Dingen des Lebens erfasst hat. Es sind solche, die nicht wissen, was sie tun sollen und dann lieber untätig verharren, ehe sie einen Schritt in irgendeine Richtung wagen. Ihre Unbestimmtheit geht sogar so weit, dass ihre Seele und ihr Körper sich nicht auf das Wirken von Heilkräften einlassen können. Darum empfahl Bach seine Essenz „Wild Oat" auch für alle Patienten, bei denen eine Therapie anscheinend versagte, da sie sich unter Umständen über ihre eigenen Symptome im Unklaren befanden. Aber alle Sonnenkraft und die stärkende Unterstützung von Silicium, wie es in den Süßgräsern vorkommt, sind auch in der Waldtrespe versammelt. Edward Bach riet dem ratlosen Therapeuten, dessen Patient ihn über seine Leiden im Unklaren gelassen hatte, ihn zunächst mit dem Helfer „Wild Oat" zu behandeln, damit er bald Richtung und Ziel seines Lebens erkennen und auch seine Beschwerden richtig benennen könne.

Der Samen der Waldtrespe dient zwar nicht dem Menschen zur Nahrung, wohl aber mit Vorliebe Reh und Hirsch. Aus der keltischen Mythologie wissen wir um die "Große Ehe", die der siegreiche Königshirsch mit der Weißen Göttin einging, zum Segen für Volk und Land.

EINIGE ALTE REZEPTUREN

Über eine Verwendung der Waldtrespe in der Kräuterheilkunde ist nichts bekannt. Da dieses Wildgras aber dem Hafer sehr ähnlich ist, seien hier einige Heilungsvorschläge mit diesem Getreide angeboten.

Der große Nutzen des Hafers bietet sich bei allen Schwächen und Erschöpfungszuständen an. Hafersuppen, Haferbrei und Haferschleim sind als schonende und kräftigende Kost bekannt und beliebt. Man serviert diese Nahrung bei Magen- und Darmbeschwerden, aber auch bei Erkrankungen der Leber, der Milz und sogar der Lunge. Manchen Nervenleidenden hat eine solche Suppe schon geholfen. Die beruhigende Wirkung macht sich bei Schlaflosigkeit ebenfalls bemerkbar.

In einem alten Kräuterbuch von 1563 steht „Über die Würkung von Habern: Die brüe, darin Habermehl gesotten ist, ist gutt wider den husten. Das Habermus wol gekocht vnd gegessen, stopft den stulgang. Wider den lendenstein pflegt der gemeine man Habern oder Wacholderbeere zuwermen vnd in einem säckle auffzulegen. Wider die räude vnd schebichten grindt kleiner Kindlen ist nichts besser, dann Haberstroh gesotten vnd darinne gebadet."

Als Hausmittel nennt Pahlow an erster Stelle das Bad, welches bei Stoffwechselstörungen wie Gicht und Rheuma, bei Frauenbeschwerden, Grind und Frostbeulen angeraten wird. So wird das Haferstroh-Bad bereitet: „Geschnittenes, beziehungsweise gehäckseltes Haferstroh - für ein Vollbad etwa 100 g, man kann aber bei einem Frauenleiden auch etwas weniger für ein Teilbad nehmen, wird mit drei Litern Wasser etwa zwanzig Minuten gekocht. Danach wird der Sud abgeseiht und dem Badewasser zugesetzt."

Auch das homöopathische Mittel „Avena sativa" sollte hier Beachtung finden. Die Arznei hat vorzugsweise eine Wirkung auf das Gehirn und die Nervenzellen, indem es deren Ernährung günstig beeinflusst. Nervöse Erschöpfung oder andauernde Schwächezustände nach auszehrenden Krankheiten verlangen ebenfalls nach diesem Medikament. Alkoholismus und seine Schlafstörungen im fortgeschrittenen Stadium lassen sich mit „Avena sativa" gut bekämpfen. Nervöse Zustände der Frauen, hauptsächlich in ihren „Mondphasen", werden durch das Mittel besänftigt. Als Potenz wird die Urtinktur empfohlen. Ein kleiner Hinweis am Rande: Bei Erkältungen und einem akuten Laufschnupfen gebe man zehn bis zwanzig Tropfen auf ein Glas heißes Wasser und trinke davon stündlich mehrere Schlucke.

QUELLWASSER
(BACHHEILMITTEL „ROCK WATER")

Im Mondlicht ergießt sich das Wasser der heiligen Quelle als kleiner See in das weite Becken, dessen Rand mit blauen Steinen eingefasst ist, wie sie auch in der Nähe des großen Steinkreises in Avalon zu finden sind. Kein Windhauch kräuselt die Oberfläche, und als sich die Priesterin über das schimmernde Wasser beugt, sieht sie zunächst nichts als ihr eigenes Antlitz. Seit einer Woche hatte sie gefastet, sich den rituellen Reinigungen des Körpers durch bestimmte Kräuter unterzogen und nun ist sie in Begleitung der Hohepriesterin hier, um die Große Göttin zu fragen, wann jener Hochkönig in Erscheinung treten wird, der die Stämme Britanniens endlich in Frieden einen würde. Bei der jungen Priesterin hatte sich sehr früh die Gabe des Gesichtes gezeigt und die teils erschreckten, teils mit einem heiligen Schauer erfüllten Eltern hatten das Mädchen bereits im zarten Alter von fünf Jahren in die Obhut der Priesterinnen von Avalon gegeben. Bei der Hohepriesterin war die Gabe des Gesichtes nicht mehr so ausgeprägt wie zu den Zeiten, als sie ihr Amt angetreten hatte. Aber sie begleitet die junge Priesterin zur heiligen Quelle, weil sie für deren geistige und körperliche Gesundheit verantwortlich ist. Sie muss Acht geben, dass die Pforten zu den anderen Welten und deren Zeiten sich wieder schließen, ehe der Geist der jungfräulichen Priesterin sich dort verliert.

Langsam verdichtet sich der Schein des Mondes auf der stillen Wasseroberfläche und sein weißes, überirdisches Licht löscht für die Seherin jedes Gefühl für die Gegenwart aus. „Die Weiße Göttin", murmelt die Hohepriesterin, die ihre Hände wie Schalen dem blendenden, pulsierenden Licht entgegenhält und ein leises, ehrfürchtiges Gebet mit summenden Tönen spricht. Obwohl erfahren, wird sie von der Magie des Augenblicks ergriffen. Aber die jahrelang geübte Disziplin hilft ihr, keinen Augenblick ihre Pflicht, über die junge Priesterin zu wachen, zu vergessen. Endlich erzittert, wie vom Atem einer wispernden Stimme berührt, die gleißende Helligkeit auf dem Wasser, mildert sich ab, verschwimmt. Schemenhaft steigen Bilder empor. „Was siehst du?" flüstert die Hohepriesterin. Noch tiefer neigt sich die Seherin dem Wasser entgegen. Dann beginnt sie zu sprechen, eine lange Zeit. Als die schmale Gestalt schließlich immer mehr zusammensinkt, beugt sich die Hohepriesterin vor und berührt mit ihrer Hand das Wasser. Sie hat genug erfahren, um dem Erzdruiden die verlangte Botschaft übermitteln zu können. Zwei jugendliche Adeptinnen, die sich weisungsgemäß in einiger Entfernung aufgehalten haben, eilen herbei und tragen die erschöpfte Priesterin in ihr Haus. Man würde sie nun einige Tage aufmerksam pflegen, ihr Hafersuppen anbieten und sie reichlich vom Wasser der heiligen Quelle trinken lassen, ohne das die Göttin keine Weisheit und Kraft schenkt, bis die Erschöpfung der kleinen Priesterin durch den hohen Dienst an der Weißen Göttin und Britannien gewichen ist.

Die Hohepriesterin steht noch eine Weile am Rande des stillen Sees, dessen Gewässer wieder in schimmernder Unnahbarkeit ruht. Die Weiße Göttin hatte gesprochen. Sie dankt ihr und streut eine Hand voll Rosenblätter auf die Wasseroberfläche.

Die Druiden, mit ihrer Gabe zur Prophetie, mit ihrem Geschick, auf politische Angelegenheiten einzuwirken, nutzten recht häufig das Gesicht, das im alten Walisischen als "Y Golwg" bezeichnet wird, um Kenntnisse über vergangenes, gegenwärtiges, aber nicht zugängliches, und zukünftiges Wissen zu erlangen. Dabei wurde der Ritus der Inspiration ausgeführt, von dem zwei Formen heute wieder bekannt sind. Zum einen spielt ein heißer Kessel eine Rolle, zum anderen glühende Kohlen aus einem heiligen Feuer, die mit der bloßen Hand gehalten werden konnten. Feuer und Wasser, waren beide den Druiden Zeichen des Lebens, weil Leben ohne die Sonne und das Wasser nicht möglich ist.

Um die Riten abzuhalten, mussten stets besondere Zeiten beachtet werden, die so genannten „Schwellenzeiten", nämlich die Morgendämmerung, die Abenddämmerung und Mitternacht. Meist spielte auch der Mond und ein bestimmter Stand in seinem Zyklus eine Rolle. Man sprach Beschwörungen und Anrufungen. Eine der ältesten und kraftvollsten ist erhalten.

„Um in den Wassern des Lebens zu baden
Um das, was nicht menschlich ist, abzuwaschen
Komme ich in Selbst-Auslöschung
Und der Größe von Inspiration."

Edward Bach musste nicht überlegen, welchen Träger er suchen sollte, der die reinen, heiligen Schwingungen seiner Pflanzen aufnehmen konnte, ohne sie zu schädigen oder zu verfälschen. Den Kelten war jede Quelle Ausdruck des Kessels der Göttin, in dem der erschöpfte, verwundete und kranke Mensch Genesung fand und die Verstorbenen sogar neues Leben geschenkt bekamen, wenn sie ein paar Tropfen des Inhaltes zu sich nahmen oder auch zu einem belebenden und heilenden Bad hineinstiegen. Es gehörte zur Religion der Kelten zu glauben, dass die von den Sternen kommenden Kräfte sich dem Wasser einprägten. Da das Wasser des Erdreiches die Pflanzen nährt, traten die Sternenkräfte jedes Jahr in den Pflanzen zu Tage, gaben ihrem Wesen die besondere Ausstrahlung. Jedes Gewächs erhielt eine unterschiedliche Botschaft der Sterne und der Großen Göttin übermittelt. Es war aber wichtig, dass die Quellen nicht durch Tiere verunreinigt wurden, also als Viehtränke dienten, oder vom gewöhnlichen Volk zum Säubern von Körper und Kleidung genutzt wurden. Heilige Wasser entsprangen auf den Kreuzungspunkten der alten Drachenlinien, die Druiden und Priesterinnen sehen konnten, wenn sie sich darauf einstellten. Auch Edward Bach war ein solcher Seher, aber er machte nie ein Aufhebens davon. Bald entdeckte er einen alten, längst vergessenen Brunnen, der von einer unterirdischen Quelle gespeist wurde, dessen Wasser man einst als heilkräftig gepriesen hatte. Bis heute werden die Blüten-Mittel in England mit Hilfe dieses Wassers gewonnen.

Erneuerung der körperlichen Kräfte und den Geist befruchtende Energien spürte Bach in den Wassern der heiligen Quellen. Er kannte dessen Macht, das Erstarrte zu lösen und mit Beharrlichkeit jedes Hindernis aus dem Weg zu schaffen. Mit der Sonnen-Methode vereinte er die schöpferischen Energien der Sonne mit den reinen, heiligenden Kräften des Wassers zu einem Heilmittel, das er jenen Menschen verordnete, die tiefen Frieden und Verständnis sowie eine erweiterte Sicht benötigten, um zu der Erkenntnis zu gelangen, dass alle Menschen die Vollendung auf eigene Weise finden müssen. Im eigenen Selbst muss der Mensch die Widerspiegelung der Weißen Göttin finden und keine eigenen Vorstellungen für sich oder andere über deren Bild lagern. Die im „Rock Water" verborgene Weisheit der Göttin lehrt, dass man anderen Menschen nur durch Beispiel zur Erkenntnis einer Wahrheit verhelfen kann, die in einem selbst bereits erwacht ist. Diese Weisheit und Wahrheit heißt, dass jedermann seine eigene Erfahrung sammeln und sein eigenes Heil finden muss.

EINIGE ALTE REZEPTUREN

Es ist müßig, an dieser Stelle auf die ungezählten Anwendungsmöglichkeiten von heilenden Bädern hinzuweisen. Wirkung und Beschreibung von Heilbädern findet man in der entsprechenden Fachliteratur oder durch den Rat der Balneologen.

Pfarrer Kneipp, der große Wasserdoktor aus dem 19. Jahrhundert, hat viele Anweisungen und Ratschläge hinterlassen, um mit Bädern, Wickeln und Umschlägen unterschiedlichen Krankheiten im wahrsten Sinne des Wortes zu Leibe zu rücken. Es ist möglich, entsprechende Kuren zu machen oder sich anderweitig fachlichen Rat zu holen. Auf jeden Fall ist klares, reines Wasser auch in der heutigen Zeit noch ein Heilmittel mit starken, gesundheitsfördernden Möglichkeiten, besonders wenn man es im rechten Maß unvermischt täglich trinkt.

NACHWORT

Trotz der Unterdrückung des keltischen Druidentums durch die christliche Kirche und auch nach dem Fall von Avalon im Jahre 563 n. Chr. (Douglas Monroe), hielt sich das geheime Wissen dieser Priesterschaft noch einige Zeit. Aber allmählich verstummten ihre Stimmen, wurden die Lehren überwuchert und schließlich verfolgte man die letzten Priesterinnen und Priester, um sie zu töten. Die keltischen Stämme vermischten sich mit anderen Völkern, die in Britannien eingefallen waren und das Land unterwarfen. Durch die Einwirkung von Gewalt ertranken jene im eigenen Blut, die sich nicht mit den Fremden vermählten; und Avalon, die Insel der Seligen, das Land mit paradiesischer Schönheit, verbarg sich in den Nebeln, wurde in weite Ferne entrückt. Aber ist es für immer verloren? Dion Fortune schreibt:

„Das mystische Avalon lebt im Verborgenen, sichtbar nur jenen, die den Schlüssel zu den Toren der visionären Kraft besitzen. Draußen fließt das gemächliche Leben des West Country ruhig dahin. Die Saatzeiten und Ernten ändern sich nicht, auch nicht die unerschöpflichen Quellen. Der rosige Blütenschaum des Frühlings hüllt die Apfelgärten ein; die silbernen Nebel des Herbstes verwandeln die feuchten Wiesen wieder in Seen. Legende, Historie und die Vision aus dem Innern vereinigen sich bei der Schaffung des mystischen Avalon."

Es gibt eine alte Weissagung des großen Merlin. Darin verkündet er, im 20. Jahrhundert kämen die Kelten zurück. - Sie sind da!

BIBLIOGRAPHIE

Dr. Bach, Edward, „Gesammelte Werke. Von der Homöopathie zur
Bach- Blütentherapie", Aquamarin, Grafing 1994

Dr. Bach, Edward, „Die nachgelassenen Originalschriften", Hugendubel,
München 1991

Barnard, Julian u. Martine, „Das Bach-Blüten Wunder", Heyne,
München 1988

v. Bingen, Hildegard, „Ursachen und Behandlungen der Krankheiten",
Haug, Heidelberg 1987

Beresford Ellis, Peter, „Die Druiden", Diederichs, München 1996

Boericke, „Homöopathische Mittel u. ihre Wirkungen", Grundlagen u.
Praxis, 1972

Böckel, Manfred, „Die Botschaft der Druiden", Bastei-Lübbe,
Bergisch Gladbach 1999

Bolen, Jean Shinoda, „Auf der Suche nach Avalon", Heyne,
München 1998

Botheroyd, Silvia u. Paul, „Lexikon der keltischen Mythologie",
Diederichs, München 1992

Conrad, H. E., „Wales", Prestel, München 1982

Deutsch, Christel, „Auf sanften Schwingen zur Gesundheit", Aquamarin,
Grafing 1999

Fortune, Dion „Glastonbury Avalon u. d. hl. Gral", Goldmann,
München 1991

Haerkötter, Gerd u. Marlene, „Das Geheimnis d. Bäume", Weltbild,
Augsburg 1996

Hertzka, G. u. Strehlow, W,. „Küchengeheimnisse der Hildegard-
Medizin", Bauer, Freiburg 1991

Hope, Murry, „Magie u. Mythologie der Kelten", Heyne, München 1987

Lengyel, Lancelot, „Das geheime Wissen der Kelten", Bauer,
    Freiburg 1996
Markale, Jean, „Die Druiden", Weltbild, Augsburg 1995
Matthews, Caitlín, „Die Göttin", Aurum, Freiburg 1992
Matthews, John, „Der Artus Weg", Heyne, München 1999
Matthews, John u. Caitlín, „Lexikon der keltischen Mythologie",
    Heyne, München 1994
Monroe, Douglas, „Merlyns Vermächtnis", Bauer, Freiburg 1995
Monroe, Douglas, „Merlyns Wiederkehr", Bauer, Freiburg 1996
Monroe, Douglas, „Merlyns Lehren", Bauer, Freiburg 1999
Münker, Bertram, „Wildblumen", Mosaik, München 1982
Murray, Liz u. Colin, „Das keltische Baum-Orakel", Hugendubel,
    München 1988
Nichols, Ross, „Das magische Wissen der Druiden", Heyne,
    München 1998
O'Donohue, John, „Anam Cara", dtv, 1997
Pahlow, Mannfried, „Das große Buch der Heilpflanzen", Gräfe u. Unzer,
    München 1979
Pahlow, Mannfried, „Meine Hausmittel", Gräfe u. Unzer,
    München 1987
Preuschoff, Gisela, „Die heilende Kraft der Bäume", Knaur,
    München 1994
Ranke-Graves, Robert „Die weiße Göttin", Rowohlt, Reinbeck 1985
Scharner, Ulrike, „Die verborgene Botschaft der Bäume", Asinel, 1993
Schiller, Reinhold, „Hildegard Pflanzenapotheke", Econ,
    Düsseldorf 1992
Storl, Wolf-Dieter, „Die Seelenpflanzen des Edward Bach", Hugendubel,
    München 1991
Temple, Robert K. G., „Das Sirius Rätsel", Umschau, Frankfurt 1977
Michael Vescoli, „Der keltische Baumkalender", Hugendubel,
    München 1995
Weeks, Nora, „Edward Bach", Hugendubel, München 1988

Zimmer Bradley, Marion, „Die Nebel von Avalon", Fischer TB,
    Frankfurt 1999
Zimmer Bradley, Marion, „Die Wälder von Albion", Fischer TB,
    Frankfurt 1999
Zimmer Bradley, Marion, „Die Herrin von Avalon", Fischer TB,
    Frankfurt 1999

Auf sanften Schwingen zur Gesundheit

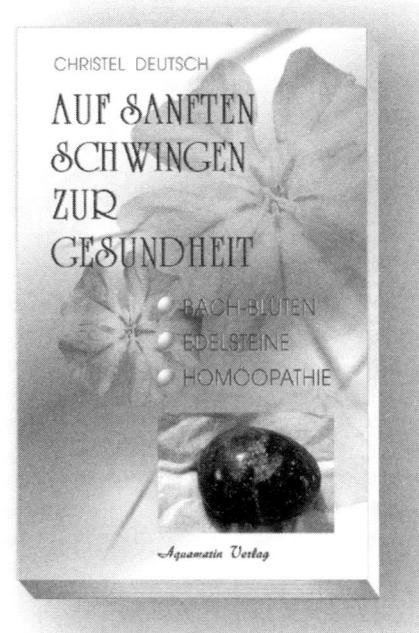

Aufgrund jahrelanger Praxiserfahrung und dem Studium zahlloser Fälle und Krankheitsbilder legt Christel Deutsch jetzt ein umfassendes Hand- und Arbeitsbuch zur „Schwingungsmedizin" vor. Sie zeigt die einfache Anwendbarkeit und große Wirksamkeit der Bach-Blüten in Kombination mit der Homöopathie und den Edelsteinen auf. Sie belegt anhand ihres reichen Erfahrungsschatzes, wie harmonisch sich der homöopathische Ansatz von Samuel Hahnemann und die Blütenheilkunde von Edward Bach mit den geheimnisvollen Heilkräften der Edelsteine verbinden läßt. So entsteht eine umfassende Schau von einem „Heilungskosmos", in dem die verschiedenen Energiefelder miteinander verbunden werden, um so eine umfassendere Heilkraft zu entwickeln, als jeder Bereich allein es vermag.

Ein überaus hilfreicher Ratgeber für den Alltag und ein unentbehrliches Quellenwerk für jeden, der sich intensiv mit Bach-Blüten, Homöopathie oder Edelstein-Heilkunde befaßt!

Pbk., 240 Seiten, ISBN 3-89427-126-4, *Aquamarin Verlag*

Das Bach-Blüten-Behandlungsbuch

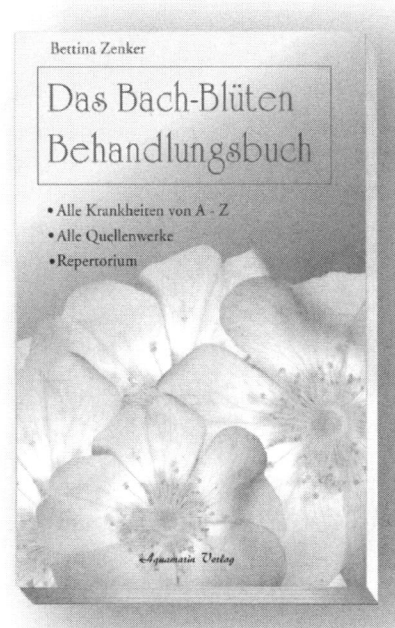

Die einzigartig hilfreichen Blütenmittel von Dr. Edward Bach sind inzwischen weltweit als wundervolle Heilungsgaben der Natur anerkannt. Entsprechend umfangreich ist inzwischen die Forschungsliteratur zu diesem Thema. Zahlreiche Ärzte, Therapeuten und Heilpraktiker haben ihr Erfahrungswissen in umfangreichen Büchern veröffentlicht. Aufgrund dieser Materialfülle ist es kaum noch möglich, das gesamte Wissen zu den Blütenmitteln von Dr. Bach zu überschauen. Mit dem Behandlungsbuch von Bettina Zenker liegt jetzt erstmals ein Werk vor, das es dem Therapeuten wie dem interessierten Laien ermöglicht, schnell und umfassend herauszufinden, welches Bach-Blütenmittel für welche Krankheit einzusetzen ist und welche Autoren in welchen Werken darüber geschrieben haben.

In alphabetischer Zuordnung lassen sich die Krankheiten mühelos nachschlagen und aufgrund der angeschlossenen Quellenangaben steht der Zugang zu sämtlichen bisherigen Veröffentlichungen zum Thema „Bach-Blütentherapie" offen.

Ein absolut unentbehrliches Nachschlagewerk für jeden, der mit Bach-Blütenmitteln arbeitet!

Pbk., ISBN 3-89427-119-1, *Aquamarin Verlag*

Alle Krankheiten • alle Mittelkombinationen • alle Quellenwerke